病理学
工作学习任务手册

BINGLIXUE
GONGZUO XUEXI RENWU SHOUCE

主审　刘红敏　晋佳路
主编　高凤兰　薛玉仙

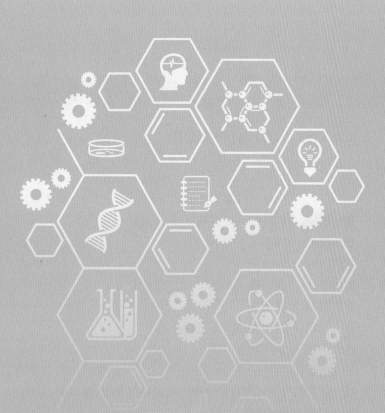

河南科学技术出版社
·郑州·

图书在版编目（CIP）数据

病理学工作学习任务手册 / 高凤兰，薛玉仙主编. —郑州：河南
科学技术出版社，2024.1
ISBN 978-7-5725-1454-8

Ⅰ. ①病… Ⅱ. ①高… ②薛… Ⅲ. ①病理学–手册 Ⅳ. ①R36-62

中国国家版本馆CIP数据核字（2024）第024431号

出版发行： 河南科学技术出版社
　　　　　　地址： 郑州市郑东新区祥盛街27号　　邮编： 450016
　　　　　　电话： （0371）65788613　　65788629
　　　　　　网址： www. hnstp. cn
策划编辑： 范广红　任燕利
责任编辑： 任燕利
责任校对： 崔春娟
整体设计： 张　伟
责任印制： 徐海东
印　　刷： 河南文华印务有限公司
经　　销： 全国新华书店
开　　本： 787 mm×1 092 mm　1/16　印张：10.5　字数：233千字
版　　次： 2024年1月第1版　　2024年1月第1次印刷
定　　价： 49.00元

编 委 会

前 言

    教材是承载教育教学理念、教学内容、教学方式方法和教学手段改革的重要载体。2017年全国医学教育改革发展工作会议明确指出：人才是卫生与健康事业的第一资源；要培育医术精湛、医德高尚的高水平医学人才，要把质量作为医学教育的生命线。病理学是一门研究疾病的病因、发病机制、病理改变和转归的医学基础学科，是联系基础医学与临床医学的桥梁学科，在医学生的培养中具有重要地位。

    本教材以病理解剖学实践教学为主要内容。教材的编写思路主要体现以下几点：一是以二十大精神为指导，将课程思政有机融入；二是以"我是一个准医生"为主线，将病理学教学内容以病理医生临床岗位工作任务为依据，将学习任务分解为临床工作典型任务，把每一次实践教学作为一次临床病理诊断工作来完成，以此培养学生的临床思维能力和严谨的工作作风；三是在教材移动端融入3D标本观察、教学视频、数字切片浏览、随片练习，形成"纸质教材＋资源平台"的立体化教材；四是突出产教融合。本教材由河南省职业院校临床医学专业高凤兰"双师型"名师工作室团队编写，团队成员均为"双师型"教师，具有丰富的临床经验和教学经验，具备科学严谨的工作作风，将临床经验与教学学习内容有机融合，实现学习与岗位的零距离对接。

    本教材的编写，除了体现思想性、科学性、先进性外，还增加了课前诊断、课后拓展、课程思政、视频、3D标本、数字切片等资源，增加了教材的可读性和实用性。教师可全过程观测学生学习动态，落实过程考核，实现全方位、多角度、立体化的融媒体教学，实现病理教学的数字化转型，为提升人才培养质量助力，为新医科＋互联网教育赋能。

编者

2023 年 12 月

目 录

病理学实践课的使命

一、实践的目的

在各门医学课程中，病理学是承上启下的桥梁课，因为它的使命是使医学生既能掌握各种疾病的发生原因与机制，又能辨别各种疾病的形态变化，从而为步入临床学习打下坚实的基础。在医院众多的临床科室中，有一个科室患者从来没有踏进去过，甚至有些患者都不知道它的存在，但是在关键的时候，如患者躺在手术台上，需要确定肿瘤的良恶性以便确定手术方式，是这个患者从未踏进去过的科室在紧张地工作，做出最后诊断，这个科室就是病理科，这个科室的医生叫病理医生。因此，病理学既是一门专业基础课，也是一门临床课，担负着重要的使命。美国约翰·霍普金斯医学院创始人之一、现代医学之父威廉·奥斯勒说过："病理乃医学之本，病理医生是医生的医生。"因此，辨别病变的形态就成为病理学实践课学习的重点。学生可以利用标本、模型、教学音视频资料以及高质量的图像和一些必要的技术操作等手段，观察并认识各种正常组织和病变以及正常与疾病之间的演变，理解疾病的发生和发展规律，将观察标本获得的感性认识与自己所学的理论知识联系起来，做到理论联系实际，既使理论知识得到进一步理解和巩固，也使自己所学的知识在实验课中得到进一步升华。

二、实践方法

病理学的研究技术和方法很多，此处仅介绍光学显微镜技术。

光学显微镜技术是利用普通光学显微镜观察机体的微细结构，因此必须把所要观察的材料制成很薄的标本，经过染色等处理，然后再借助显微镜进行观察。

（一）显微镜的构造及使用方法

1.显微镜的构造　一般可分为机械和光学两部分。

（1）机械部分：

1）镜座：普通显微镜镜座为马蹄铁形或圆形。

2）镜臂：镜座上方的弓形部分称镜臂。镜座与镜臂之间有一金属关节，可根据需要调节二者之间的角度。

3）载物台：为圆形或方形的金属台，台上放置标本，台中央有圆孔，圆孔的两侧各有一个弹压板用于固定标本。有的显微镜载物台上装有标本推动器，可前后左右移动标本，方便观察标本中任何部位。

4）镜筒：可通过螺旋调节镜筒上升或下降，镜筒上方安装有目镜。

5）物镜转换器：在镜筒的下方有一圆形的物镜转换器，转换器上安装物镜，根据需要选择不同倍数的镜头。

6）粗螺旋与细螺旋（或称粗调节器与细调节器）：每转一周粗螺旋可升高或下降约 1cm，其最大极限为 6.5cm，调节粗螺旋时不可超过此极限。每转一周细螺旋可升高或下降 0.1mm，其最大极限约为 2.8mm。

（2）光学部分：

1）反光镜：在镜座中央，能将外来光线反射到显微镜中，其一面为平面镜，用于反射较强的外来光线；另一面为凹面镜，用于反射较弱的外来光线。有的显微镜在镜座中央装有电光源，使用时插上电源插头，打开开关，调节好光度即可。

2）集光器：在载物台的下方，其左侧有一螺旋可使集光器上升或下降以调节光度，一部分显微镜是直接旋转集光器本身来调节其上下的距离以调节光度，随着集光器的上升光度逐渐增强，反之光度逐渐减弱。

3）虹彩（或称光圈）：在集光器下面，由许多重叠的小金属片组成。一侧有一小柄用于调节虹彩开孔的大小，当外来光线较强时，可将虹彩缩小，使光度减弱；光线较暗时可将虹彩开大，使光度增强。

4）物镜：一般显微镜都附有 3~4 个物镜镜头，镜头上标有 $4\times$、$10\times$、$40\times$、$90\times$ 或 $100\times$，该数字为放大倍数。

5）目镜：常用者为 $8\times$ 或 $10\times$。显微镜的放大倍数实际上是目镜与物镜二者放大倍数的乘积。镜头的光学玻璃不可随便用手指或普通布片、纸片去擦拭，当镜头有污点时，必须用特制的擦镜纸或细丝绸，蘸少许镜头清洁剂擦净。

2. 显微镜的使用方法

（1）取出显微镜：拿显微镜时必须一手握住镜臂，一手托住镜座，以避免反光镜及目镜脱落。

（2）使用前检查与准备：将显微镜置于座位的前方稍偏左侧。用前必须检查零件有无缺损，粗、细螺旋是否松紧适宜，镜头有无污点等。发现问题，应及时报告。然后扳动关节将镜臂置于略倾斜位。

（3）对光：将显微镜放于观察者的前方，端坐挺胸，两眼自然睁开，用左眼观察。先将低倍物镜正对下方，再旋转反光镜使外来光线反射入集光器中，从目镜中观察，待整个视野明亮均匀为止。如亮度不够，则应升高集光器或开大虹彩。

（4）放置标本：将要观察的标本从盒内按号取出，盖片向上（否则使用高倍镜时不但看不到物像，而且容易把标本压碎），平放在载物台上，用弹压板或标本推动器固定好，将有组织的部分对准集光器中心进行观察。

（5）低倍镜观察：慢慢转动粗螺旋使物镜下降至接近标本（镜头与标本相距

0.5cm）时为止，这时必须从侧方仔细观察。然后用左眼在目镜处进行观察，同时用手转动粗螺旋向上提升镜筒，边旋转边观察，动作要慢，直到视野内物像清晰为止。若物像不够清晰，可调节细螺旋使物像清晰。然后用手轻轻移动标本，或利用标本推动器使标本前后左右移动，观察标本全貌。

（6）高倍镜观察：用高倍镜观察时，需要在低倍镜下将要观察的部分移到视野中央，然后转动 40× 镜头，再适当调节细螺旋即可看到物像。但此时要特别注意，切忌使用粗螺旋，只许使用细螺旋来调节，否则极易压碎标本，甚至损坏物镜！

（7）油浸镜观察：在高倍镜观察的基础上，如要对某部分结构进行进一步仔细观察，则需要利用油浸镜。在换油浸镜头之前，需要先在标本的视野中央滴一滴镜油，再转换油浸镜头，使镜面与油接触，调节细螺旋即可找到物像。用后需先用擦镜纸擦拭物镜及盖片上的镜油，再用擦镜纸或细绸布蘸少许乙醇及乙醚擦净物镜上的镜油。

（8）观察完毕后的处理：观察完毕后，将镜筒升起，取下标本，按号放入盒内。将物镜头岔开，下降镜筒，把镜体各部擦拭干净放入镜箱内。

（二）标本的制作方法

病理临床诊断需要高质量的病理切片。病理诊断流程包括对大体标本的观察和对病变的描述，还包括繁杂的病理切片制作。标本制作方法较多，较常用的是固定标本制作方法。该方法主要有两种：一种为涂片法，一种为切片法。无论是涂片还是切片标本，都必须经过染色之后才能在镜下观察。下面仅介绍石蜡切片标本的制作和几种常用的染色方法。

1. 石蜡切片标本的制作

（1）取材：必须用新鲜的组织材料，要在死后最短时间内取材，以免发生死后变化。取下的材料应切成厚度不超过 0.5cm 的组织块。

（2）固定：为了防止组织发生自溶等死后变化，保持原来的结构，需将组织块浸入固定液中进行固定。常用的固定液为 10% 福尔马林、无水乙醇、Bouin 固定液、Zenker 固定液和 Susa 固定液等。固定时间一般为 3~24 小时（固定时间的长短与固定液的种类、组织的种类和组织块大小有关）。

有些固定液（如福尔马林）固定的组织经水洗再进行下列操作。

（3）脱水：为了降低组织收缩强度，脱水过程应从低浓度乙醇开始，一般需经过 70%、80%、90%、95%、100% 等浓度的乙醇脱水各 6~12 小时。

（4）透明：用二甲苯处理至组织块透明为止，便于石蜡的浸入和包埋。

（5）浸蜡：将透明后的组织块放入熔化的石蜡中（56~60℃）2~3 小时，使石蜡充分浸入组织内部。

（6）包埋：为了能将组织切成薄片，需将熔化的石蜡倒入用金属或硬纸制成的包埋框中，再将浸蜡后的组织块放入包埋框内，待石蜡冷却后变成固体。此即石蜡包埋法。除此之外尚有火棉胶包埋法、冻结法等，在此不一一赘述。

（7）切片和贴片：将蜡块经过一定的修理，固定在小木块上，然后安装在切片机上切片，普通标本切 5~10μm 厚。用蛋白甘油把切片贴在洁净的载玻片上。

（8）染色：最常用的染色方法是苏木精 - 伊红（hematoxylin-eosin）染色，简称 HE 染色。

染色过程如下：

1）二甲苯处理 10 分钟，以除去石蜡。

2）用各级乙醇，100% → 95% → 90% → 80% → 70% 乙醇各 3~5 分钟，以除去二甲苯。

3）蒸馏水洗 5 分钟，洗去乙醇。

4）苏木精液染色 5~10 分钟，细胞核（嗜碱性）被染成紫蓝色。

5）0.5% 盐酸乙醇分色数秒。

6）流水冲洗约 30 分钟。

7）伊红液染色 1 分钟，细胞质（嗜酸性）被染成粉红色。

8）水洗数秒，以洗去浮色。

9）用各级乙醇脱水，70% → 80% → 90% → 95% → 100% 乙醇各 5 分钟左右。

10）二甲苯处理 10 分钟，使标本透明。

（9）封固：将透明的标本用树胶加盖片封固。

2. 镀银法　机体中有些组织结构经硝酸银处理后，能将硝酸银还原，生成细小的金属银微粒附着在组织结构上，使其呈棕黑色，便于在镜下观察。此法主要用于显示网状纤维、神经组织等具有嗜银性的结构。

3. 一般组织化学方法　过碘酸希夫反应（periodic acid Schiff reaction），简称 PAS 反应。过碘酸是一种氧化剂，它能将组织或细胞内的多糖、黏多糖类物质的醇羟基氧化为醛基，醛基与希夫试剂中的无色复红起作用，产生紫红色化合物。因此，用该法可以显示组织或细胞内糖原、黏多糖的定位，测定其相对含量。

（三）大体标本和病理切片的观察方法

每次病理学理论课后均会配合一次相应实习，实习时必须掌握并灵活运用观察大体标本和病理切片的基本方法。

1. 大体标本的观察方法　实习课所观察的大体标本一般都是用 10% 福尔马林固定（具有消毒、杀灭微生物及凝固蛋白质的作用），其大小、颜色、硬度与新鲜标本有所不同，标本的体积缩小并变硬，颜色变浅、变灰，出血区则多变成黑褐色。

（1）观察标本为何种器官、组织或其中的一部分（如肺上叶或下叶）。

（2）观察脏器的体积和形状，是否肿大或缩小，有无变形。

（3）从表面和切面观察脏器的颜色、光滑度、湿润度、透明度、硬度，有无病灶。

（4）观察病灶具体位置、数目、分布（弥漫、局灶或单个）、大小（体积：长 × 宽 × 厚，以 cm^3 表示）、形状、颜色及与周围组织的关系（有无被膜、是否压迫或破坏周围组织等）。

（5）注意观察空腔器官内腔是否扩大、狭窄或阻塞，腔壁是否增厚或变薄，是否有内容物及其性状、特点等。

（6）诊断：根据上述大体标本病变，结合学过的理论知识做出正确的病理诊断。病理诊断格式为：脏器（或组织）名称 + 病理变化。

2.病理切片观察方法　病理切片绝大多数为石蜡切片，苏木精–伊红染色（HE染色）。

（1）用肉眼观察切片，了解整个切片大致情况（形状、颜色等）。

（2）用低倍镜全面观察切片，辨别是什么组织，有何病变，病变所在部位，与周围组织大致关系（有无被膜、是否压迫或破坏周围组织）等。

（3）在病变部位转高倍镜，观察组织的形态及病变的细微结构。低倍镜和高倍镜观察相结合，灵活运用，避免只在高倍镜下观察。

（4）观察镜下改变的同时，应联想其肉眼形态、可能产生的临床症状及疾病的发生发展经过和机制。

（四）绘图的基本要求

在病理学实验中，绘图是一项重要的基本训练，在认真观察标本的基础上，通过绘图记录，可加深对所学内容的理解与记忆，并可作为以后学习的参考。绘图有两种方式：一种是描绘镜下实物图，一种是对已勾画出的线条图进行补充描绘，图绘制妥当后，要对主要结构及主要病理改变进行标示。绘图时要注意各部分之间的比例大小及颜色，以正确反映镜下所见。格式如图1所示：

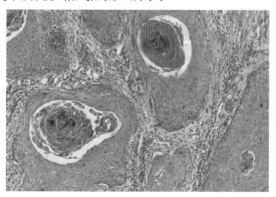

名称：鳞状细胞癌

染色：HE

放大倍数：10×40

图1　高分化鳞状细胞癌

（五）注意事项

1.注意染色方式　在观察标本之前，应了解该标本的染色方法。最常用的是HE染色法，有时为了显示某种特殊结构，亦会选用其他染色方法，这些方法与HE染色法有很大不同，故同一组织器官用不同方法染色，镜下所见也就有所不同。

2.注意实质性和中空性器官的观察顺序　对于实质性器官的观察，先从被膜开始，由浅到深逐步观察；对于中空性器官，则先从腔面开始，由内到外逐层观察。

3.注意切片部位和方向　切片标本仅是某一组织或器官的一部分，组织器官是三维立体结构，由于切片部位和方向的不同，可以观察到不同切面的形态结构（二维断面图像）。因此在观察标本时，要把局部和整体联系起来，以正确理解整体与局部、立体与平面、结构与功能的关系。

4.注意人工现象　因技术等原因，切片标本制作过程中会出现某些人工现象，如气泡、折叠、刀痕、染料沉淀、色差过大或过小、组织破碎等，应予以仔细辨认，正确理解。

三、线上线下混合式学习模式

在医学教育数字化转型的今天，病理学仿真虚拟教学平台提供了更好的线上与线下混合式虚实一体化学习模式，线上课前诊断、虚拟操作，线下实验室实操，课后拓展、测试，让学生自由把握学习节奏，不至于考前挑灯夜战。下面是线上＋线下混合式教学模式流程图（图2），供教学设计参考。

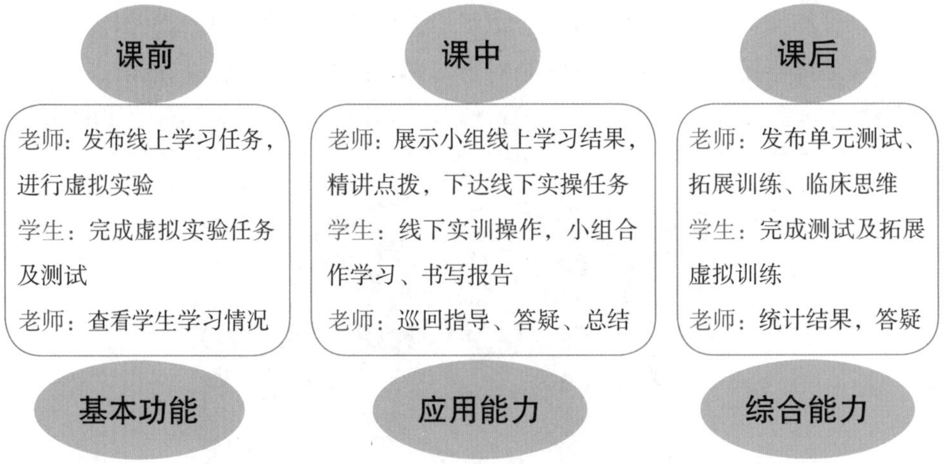

课前	课中	课后
老师：发布线上学习任务，进行虚拟实验	老师：展示小组线上学习结果，精讲点拨，下达线下实操任务	老师：发布单元测试、拓展训练、临床思维
学生：完成虚拟实验任务及测试	学生：线下实训操作，小组合作学习、书写报告	学生：完成测试及拓展虚拟训练
老师：查看学生学习情况	老师：巡回指导、答疑、总结	老师：统计结果，答疑
基本功能	应用能力	综合能力

图2　线上＋线下混合式教学模式流程图

课程思政

ChatGPT 5 来了，能取代医生吗？

在美国纽约东北部的撒拉纳克湖畔，长眠着一位医生爱德华·利文斯顿·特鲁多（Edward Livingston Trudeau，1848—1915），他的墓志铭久久流传于世，激励着一代又一代的行医人。

To Cure Sometimes（有时，去治愈），

To Relieve Often（常常，去帮助），

To Comfort Always（总是，去安慰）。

这则墓志铭，既道出了医学科学不完美的现实甚至无奈，又揭示了医疗服务的真谛和医生应尽的人文关怀。医生有两样东西能治病，一是药物、手术，二是语言。了解什么样的人得了病，比了解一个人得了什么病更重要！

科学主义和技术至上的现代医学，使我们的医疗队伍距离人文越来越远。现代医学影像技术和各种先进的诊疗手段，让我们更多看到的是"病变"，而忽略了"疾病"和具有社会属性的"病人"，致使医患关系紧张。

ChatGPT 是一种大型语言模型，它可以进行人类语言的输出。它可以回答问题、写作、翻译、创作音乐和艺术，甚至可以进行对话。ChatGPT 虽然可以提供一些医疗建议，但是它还不能完全替代医生。医生需要经过多年的医学训练，才能掌握诊断和治疗疾病的知识与技能。此外，ChatGPT 还存在一些缺点，例如它可能会生成不准确或不完整的信息，也可能无法理解患者的情绪和需求，但它具有巨大的潜力，随着 ChatGPT 的不断发展，它可能会成为一种更强大和更有用的工具。

（高凤兰）

项目一　细胞和组织的适应、损伤与修复

学习目标

1.知识目标

（1）掌握：变性、坏死的类型和形态学变化及其可能产生的后果；肉芽组织的形态特点与功能。

（2）熟悉：细胞、组织适应性反应的常见类型和形态特点；创伤愈合的基本过程及类型。

2.能力目标

（1）能够基于适应的特征理解不同适应性反应的意义。

（2）能够辨识常见的损伤类型及其镜下特征。

（3）能够描述肉芽组织的形态和结构，并基于肉芽组织的结构推测其功能。

3.素质目标

（1）培养学生辩证的科学思维。

（2）培养学生的科普意识，通过对损伤因素的了解，避免或减轻损伤。

（3）培养学生关爱生命、重视健康、服务健康的责任心和职业道德。

任务一：课前诊断

复习与本章实验课程密切相关的解剖学、组织学、生理学及病理学等理论课知识。自我诊断相关知识的储备情况，明确学习目标，增强学习动力，提高实验课堂学习效果。

1.图 1-1 是两个组织的结构。

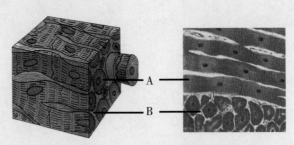

图 1-1　两个组织的结构

组织主要由两部分构成，即_____和_____。其中，A是_____，B是_____。

A.实质，细胞，实质，实质　　　　　　B.实质，间质，实质，间质

C.间质，细胞，实质，间质　　　　　　D.间质，实质，间质，实质

E.实质，细胞，实质，间质

2.以下哪些属于间叶组织（　　　）

A.纤维组织　　　　　　B.脂肪组织　　　　　　C.肌肉组织

D.骨组织　　　　　　E.以上都是

3.图1-2是肝脏及其结构。

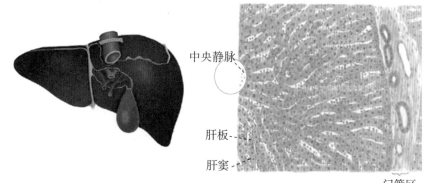

中央静脉

肝板

肝窦

门管区

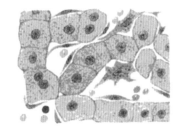

图1-2　肝脏及其结构

肝脏常见的生理功能有：①参与糖、蛋白质、脂肪、维生素、激素的代谢，解毒；②合成、分泌胆汁；③合成凝血因子；④吞噬、免疫、防御；⑤产生热量；⑥调节血容量及水、电解质平衡。

肝损伤后患者的凝血障碍主要与上述肝脏功能中的_____有关；患者消化不良的症状主要与_____有关。

A.②，④　　　　　　B.②，③　　　　　　C.③，②

D.⑥，②　　　　　　E.③，④

4._____又称钠泵或钠钾ATP酶（是细胞膜上的蛋白质分子），其作用是逆电化学梯度从细胞内泵出_____，同时将细胞外_____泵入，以保持细胞膜内高钾、细胞膜外高钠的不均匀离子分布。因为是逆电化学梯度进行细胞内外离子交换，所以要消耗能量（ATP）。

A.钠钾泵，Na^+，K^+　　　　　　B.钠钾泵，K^+，Na^+　　　　　　C.钾泵，K^+，Na^+

D.钾泵，Na^+，$2K^+$　　　　　　E.钙泵，Na^+，$2K^+$

5. 图 1-3 是常见的上皮类型。

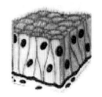
假复层纤毛柱状上皮

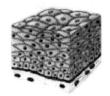
复层扁平上皮

单层立方上皮

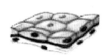
单层扁平上皮

复层柱状上皮

单层柱状上皮

图 1-3　上皮的类型

皮肤的表皮层上皮属于_____；尿道的上皮属于_____；支气管的上皮属于_____。

A. 复层扁平上皮（鳞状上皮），复层柱状上皮，假复层纤毛柱状上皮

B. 复层柱状上皮，复层扁平上皮（鳞状上皮），假复层纤毛柱状上皮

C. 复层扁平上皮（鳞状上皮），单层扁平上皮，假复层纤毛柱状上皮

D. 复层扁平上皮（鳞状上皮），单层柱状上皮，假复层纤毛柱状上皮

E. 单层扁平上皮，单层柱状上皮，假复层纤毛柱状上皮

6. 图 1-4 是两个肝脏损伤以后的切面观。

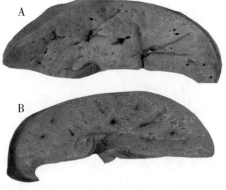
图 1-4　损伤肝脏切面观

其中，A 是_____，B 是_____。

A.脂肪变性　水肿变性　　　　B.水肿变性　脂肪变性

C.水肿变性　凝固性坏死　　　D.凝固性坏死　水肿变性

D.液化性坏死　水肿变性

任务一
扫码看答案

 任务二：课中实操

一、实验材料

1.**大体标本**　Ⅰ-1 肾压迫性萎缩；Ⅰ-2 肝水肿；Ⅰ-3 肾水肿；Ⅰ-4 肝脂肪变性；Ⅰ-5 脾被膜玻璃样变性；Ⅰ-6 脾凝固性坏死；Ⅰ-7 肾结核（干酪样坏死）；Ⅰ-8 肺多发性小脓肿（液化性坏死）；Ⅰ-9 脑液化性坏死（脑软化）；Ⅰ-10 足干性坏疽；Ⅰ-11 小肠湿性坏疽；Ⅰ-12 心脏代偿性肥大（高血压病心脏）。

2.**组织切片**　组 1 肾细胞水肿；组 2 肝细胞水肿；组 3 肉芽组织；组 4 心肌萎缩；组 5 弥漫性肝脂肪变性；组 8 脾被膜玻璃样变性。

二、实验内容

（一）大体标本观察

1.**Ⅰ-1 肾压迫性萎缩**　小儿先天性输尿管畸形，尿液排出梗阻，导致尿液聚积于肾盂内，肾盂扩张，肾实质受压而发生萎缩（正常成人肾长 8~10cm，宽约 5cm，前后径约 4cm）。可见肾脏体积增大，原因是尿液聚积于肾盂内，压迫肾实质向四周扩张，导致肾脏体积增大，但是肾实质却受压发生萎缩；肾实质萎缩导致肾脏重量减轻；切面可见肾盂及肾盏明显扩张，呈囊状，实质变薄，皮质和髓质界线不清（图 1-5）。

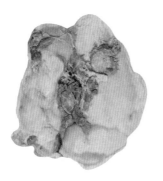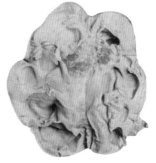

图 1-5　肾压迫性萎缩

2. I-2 **肝水肿** 整个肝脏轻度肿大，被膜紧张，表面光滑；切面见肝实质肿胀隆起，失去正常光泽，犹如被水煮过一样；间质及胆管等管道相对下陷；切面的边缘部外翻（图1-6）。

3. I-3 **肾水肿** 肾脏轻度肿大，表面光滑，被膜紧张，已有剥离；切面见组织隆起，边缘外翻，色泽变淡、混浊，皮质和髓质分界模糊，肾间质相对凹陷（图1-7）。

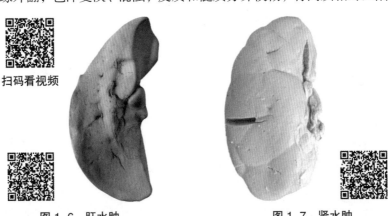

扫码看视频

图1-6 肝水肿　　　　　　　　　图1-7 肾水肿

4. I-4 **肝脂肪变性** 该标本是小儿的肝脏，有胆囊。肝脏轻度肿大，被膜紧张，边缘变钝；表面及切面颜色变黄，有油腻感，光滑，质地均匀、较软；切面肝实质略高，间质下陷。切面较平的主要原因为标本用甲醛固定，甲醛有一定的收缩作用，导致细胞体积回缩，细胞间的压力也减小，所以实质的隆起并不明显（图1-8）。

5. I-5 **脾被膜玻璃样变性** 该脾脏由于淤血，导致实质细胞变性；体积增大，从侧面看被膜明显增厚，色灰白，质韧；切面可见增厚的被膜致密、半透明，好像毛玻璃，还可见到大量棕黄色含铁结节（图1-9）。

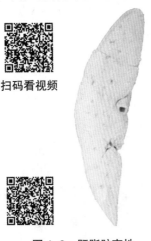

扫码看视频

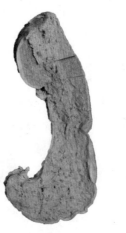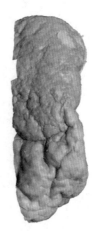

图1-8 肝脂肪变性　　　　图1-9 脾被膜玻璃样变性（大体）

6. I-6 **脾凝固性坏死** 脾脏肿大，在标本的切面下方可见一灰白色的坏死灶。坏死灶质地致密，干燥，呈扇形（这主要与脾脏的血液供应有关：其动脉呈锥体形分布，所以梗死灶呈锥体形，在切面上呈楔形或三角形），尖端为阻塞部位，底边为脾被膜；

与正常组织界线清楚，周边有一圈黑褐色的充血出血带（图 1-10）。

7.I-7 肾结核（干酪样坏死）　肾脏体积略微增大，表面凹凸不平；切面可见多个坏死灶，形状变形，坏死物质大多崩解脱落，形成多个空洞，空洞内残存有灰黄色物质，质地松软、脆，类似干酪（图 1-11）。

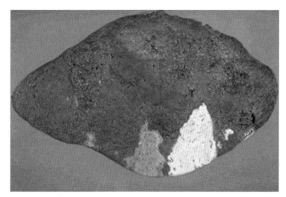

图 1-10　脾凝固性坏死

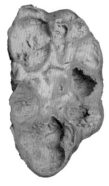

图 1-11　肾结核（干酪样坏死）

8.I-8 肺多发性小脓肿（液化性坏死）　该标本为小儿的全肺，肺叶左 2 右 3；肺表面不光滑，有絮状渗出物；切面可见多个散在的小脓肿，脓液呈淡黄色，大多数脓液已流出形成脓腔（图 1-12）。

9.I-9 脑液化性坏死（脑软化）　脑实质轻度水肿，脑回变宽，脑沟变浅、变窄。切面可见脑实质内软化灶形成，软化的脑组织液化形成不规则的空腔，空腔边缘残存的坏死脑组织呈疏松的絮网状结构（图 1-13）。

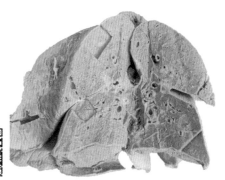

图 1-12　肺多发性小脓肿（液化性坏死）

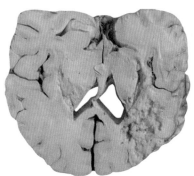

图 1-13　脑液化性坏死（脑软化）

10.I-10 足干性坏疽　此标本为外科手术切除的肢体。足前部皮肤灰黑色、干枯、质地发硬、皱缩。坏死组织与正常组织分界清楚（图 1-14）。

11.I-11 小肠湿性坏疽　典型的肠套叠结构，一段肠管套入相邻的肠管内。部分肠管坏死，坏死肠管肿胀变粗。表面及切面呈灰黑色，坏死肠管与正常肠管之间无明显分界（图 1-15）。

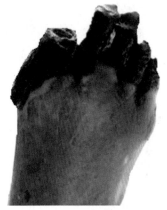

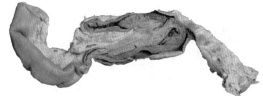

图 1-14　足干性坏疽

图 1-15　小肠湿性坏疽

12.Ⅰ-12 心脏代偿性肥大（高血压病心脏）　心脏体积明显增大（成年人的心脏长径为 12~14cm，横径为 9~11cm，前后径为 6~7cm），重量增加。左心室的肌层明显增厚（正常的厚度约为 0.8cm，小于 1cm）。乳头肌、肉柱均增粗（图 1-16）。

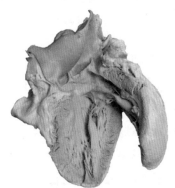

扫码看视频

（二）切片标本观察

1. 组 1 肾细胞水肿　①低倍镜下：见肾小球与肾小管，为肾组织。近曲小管上皮细胞肿胀，体积明显增大，胞质疏松淡染，导致管腔狭窄甚至完全闭塞。②高倍镜下：

图 1-16　心脏代偿性肥大（高血压病心脏）

近曲小管上皮细胞体积增大，胞质内布满大量细小、均匀的红染颗粒，此乃肿大的线粒体和内质网。细胞核无明显改变。上皮细胞之间界线不清，甚至破裂；有的上皮细胞脱落在管腔内，为坏死后自溶的表现。肾间质内血管被挤压而变得稀少（图 1-17）。

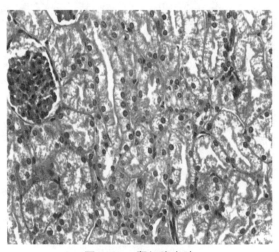

图 1-17　肾细胞水肿

2. **组 2 肝细胞水肿** ①低倍镜下：肝索增宽、排列紊乱；肝窦变窄或消失；肝细胞明显水肿变性，胞质疏松化，有些肝细胞变圆，胞质几乎透亮，即肝细胞气球样变。②高倍镜下：肝细胞体积增大、变空，胞质疏松化，气球样变的肝细胞更大、更圆、更空（图 1-18）。

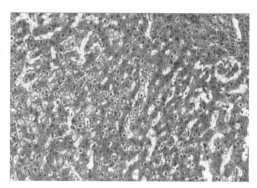

图 1-18　肝细胞水肿

3. **组 3 肉芽组织**　标本取材为皮肤损伤一周时的创面处肉芽组织。①低倍镜下：可见大量的新生毛细血管和成纤维细胞，毛细血管彼此相互平行，与创面垂直。②高倍镜下：可见新生毛细血管内皮细胞肥大、向腔内凸出，有些已形成管腔，有些未形成管腔；成纤维细胞分布在毛细血管之间，胞体大，胞质丰富、淡红色，呈卵圆形、梭形或分枝状，胞核椭圆或梭形；肉芽组织中有数目不等的炎症细胞，如中性粒细胞、淋巴细胞、浆细胞等（图 1-19）。

4. **组 4 心肌萎缩**　心肌纤维变细；心肌细胞之间的空隙增宽；肌原纤维及横纹尚清楚；心肌细胞核两端可见折光性较强的棕色颗粒，为脂褐素颗粒（图 1-20）。

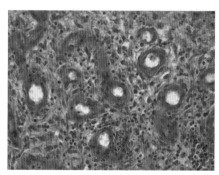
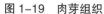
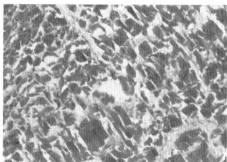
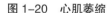

图 1-19　肉芽组织　　　　　　　图 1-20　心肌萎缩

5. **组 5 弥漫性肝脂肪变性**　镜下可见肝小叶结构；肝细胞体积变大，胞质内出现多数圆形的空泡，空泡边界清楚，空泡大小不等，有的细胞核被挤向细胞的一侧；肝窦明显受压，肝细胞索紊乱（图 1-21）。

6. **组 8 脾被膜玻璃样变性**　脾窦轻度扩张、充血，见含有含铁血黄素的巨噬细胞；脾被膜明显增厚，为均匀红染无结构的物质，内含有少量梭形细胞（纤维细胞），有些地方的脾被膜尚未发生明显的玻璃样变性，可见纤维成分（图 1-22）。

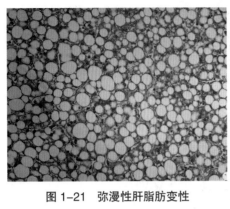
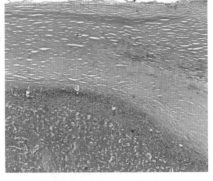

图 1-21　弥漫性肝脂肪变性　　　　图 1-22　脾被膜玻璃样变性（切片）

 任务三：课后拓展

患者，男，72 岁。"慢性支气管炎"病史二十余年，经常咳嗽、咳白色泡沫痰，有时为脓痰，反复加重。近年来出现心悸、呼吸困难，下肢凹陷性水肿。1 个月前因肺部感染合并心力衰竭，抢救无效死亡。

尸检摘要：①脑回变窄，脑沟增宽，镜下见神经元细胞体积缩小、数量减少。②各级支气管黏膜上皮细胞变性、坏死；部分支气管黏膜上皮出现鳞状上皮化生，但细胞无异型性；黏液腺数量增多，且细胞体积增大。③心脏重 350g，右心室壁增厚，右心腔明显扩张。

完成以下工作任务：

（1）该患者脑组织发生了哪种适应性改变？

（2）该患者支气管黏膜的病变是什么？

（3）该患者右心室发生了哪种适应性改变？

 课程思政

案例背景：

某高校学生小王因为长时间熬夜学习，导致身体出现问题。他在一次考试中晕倒，被送往医院进行治疗。经过检查，医生发现小王已经出现了严重的健康问题，需要长时间的休养和治疗。

思政教育目标：

（1）强化学生的健康意识，让他们意识到健康是学习和生活的基石。

（2）培养学生的自我保健能力，让其学会在面对压力时采取合适的方式缓解。

（3）提高学生对国家医疗保障制度的认识，让他们了解到国家的关爱和支持。

任务四：重点知识归纳

1. **细胞和组织的适应** 机体内外环境改变时，细胞和组织通过改变自身的功能和结构加以调整，适应改变了的环境，这个过程称为适应。包括以下几种。

扫码看视频

（1）肥大：指细胞、组织或器官的体积增大。

（2）增生：指器官或组织内细胞数目增多。

（3）萎缩：指发育正常的组织器官，出现实质细胞体积缩小、数目减少。

（4）化生：指一种分化成熟的细胞或组织因适应改变了的环境而转化为另一种分化成熟的细胞或组织的过程。常发生在上皮组织和结缔组织之间。上皮组织的化生主要有鳞状上皮化生（见于慢性支气管炎）、肠上皮化生（简称肠化，见于慢性萎缩性胃炎）和间叶组织化生（如骨化生、软骨组织的化生等）。

2. **变性** 指细胞在物质代谢障碍时出现的形态改变。表现为细胞内或细胞间出现异常物质或正常物质的数量显著增多。变性是可复的，但严重的变性可发展为坏死。比较常见的变性有以下几种。

（1）细胞水肿：是指细胞内水和钠增多，常见于心肌细胞、肝细胞、肾小管上皮细胞和脑神经细胞。

（2）脂肪变性：指非脂肪细胞的胞质内出现脂滴或脂滴明显增多。多发生于肝细胞、心肌细胞和肾小管上皮细胞。

（3）玻璃样变性：指细胞内、血管壁或组织间质内出现均质、红染、无结构、玻璃样物质的现象。常见的有细胞内玻璃样变性、结缔组织玻璃样变性和细动脉壁玻璃样变性。

3. **细胞死亡** 包括坏死和凋亡。

（1）坏死：活体内局部组织细胞的死亡称为坏死。细胞核的改变是细胞坏死的主要形态学标志，表现为核固缩、核碎裂、核溶解。坏死包括三种类型。

1）凝固性坏死：组织坏死后失水变干，蛋白质凝固变为灰黄、干燥的凝固体。常见于：①心、脾、肾的缺血性坏死；②干酪样坏死，是凝固性坏死的特殊类型，见于结核病。

2）液化性坏死：坏死的组织因酶解而变成液体状态。常见于：①脑组织坏死；②脂肪组织坏死；③脓肿；等等。

3）坏疽：为大块的组织坏死加上腐败菌感染，颜色变黑。坏疽分干性坏疽、湿性坏疽和气性坏疽三种类型。①干性坏疽：多见于四肢末端。组织干燥皱缩，呈黑色，与正常组织间有明显的分界线。②湿性坏疽：多见于和外界相通的组织器官，如肺、肠、子宫、阑尾、淤血水肿的下肢。局部组织肿胀、湿润、呈黑绿色，与正常组织间无明显分界，有恶臭味。③气性坏疽：常发生于深达肌肉的开放性创伤，伴产气荚膜杆菌等厌氧菌感染时。

坏死的结局：溶解吸收；分离排出；机化包裹（肉芽组织逐渐替代坏死组织的过程称为机化）；钙化。

（2）凋亡：指机体内单个细胞的程序性死亡，又称为细胞的程序性死亡。凋亡与细胞的损伤性坏死不同，凋亡的发生机制是由细胞的遗传因素决定的，不引起急性炎症反应。在生理情况下细胞的凋亡为组织中细胞更新所必需；在病理情况下，如细胞凋亡、数目减少，则是肿瘤发生的重要因素之一。

4. 再生

（1）概念：组织或器官损伤后产生的缺损，由其邻近相同的健康细胞分裂增生来完成修复的过程，称为再生。

（2）类型：有生理性再生和病理性再生两种。病理性再生根据组织受损程度和部位不同又分为完全再生和不完全再生。

5. 肉芽组织

（1）概念：由新生的毛细血管、增生的成纤维细胞及炎症细胞构成的幼稚的结缔组织，称为肉芽组织。

（2）病理变化：肉眼见新鲜肉芽组织呈颗粒状，红色，柔软，湿润，触之易出血，缺乏神经纤维，无痛觉。镜下见"三多一少"，即大量新生的毛细血管、大量的成纤维细胞、大量的炎症细胞、胶原纤维少。

（3）功能：抗感染及保护创面；机化血凝块、坏死组织和其他异物；填补伤口连接缺损，增加张力强度。

（4）结局：肉芽组织形成后逐渐转变为瘢痕组织。瘢痕组织的特点为"三少一多"：成纤维细胞少；毛细血管逐渐闭合、消失；炎症细胞也逐渐消失；胶原纤维增多。

6. 创伤愈合

（1）概念：指创伤造成组织缺损后通过组织再生和肉芽组织增生进行修复的过程。

（2）皮肤创伤愈合过程：伤口的早期改变；伤口收缩；肉芽组织增生和瘢痕形成；表皮及其他组织再生。

（3）类型：一期愈合；二期愈合；痂下愈合。

7. 影响再生修复的因素

（1）全身因素：年龄、营养、内分泌、药物。

（2）局部因素：感染、异物、局部血液循环障碍、神经支配、电离辐射等。

 任务五：课后测试，检验提高

A1 型题

1. 判断细胞坏死的主要标志是（　　　）

A. 细胞膜的变化　　　　B. 细胞质的变化　　　　C. 细胞核的变化

D. 细胞器的变化　　　　E. 以上都不是

2. 以下哪种器官坏死后常可发生软化（　　　）

A. 肺　　　　　　　　　　B. 脑　　　　　　　　　　C. 心

D. 肾　　　　　　　　　　E. 肝

3. 全身性营养不良性萎缩时，首先发生萎缩的组织是（　　　）

A. 脂肪组织　　　　　　　B. 肌肉组织　　　　　　　C. 神经组织

D. 脑组织　　　　　　　　E. 肝脏组织

4. 脊髓灰质炎患儿患肢肌肉萎缩属于（　　　）

A. 生理性萎缩　　　　　　B. 营养不良性萎缩　　　　C. 压迫性萎缩

D. 神经性萎缩　　　　　　E. 失用性萎缩

5. 原发性高血压患者左心肥大属于（　　　）

A. 适应　　　　　　　　　B. 变性　　　　　　　　　C. 坏死

D. 分化　　　　　　　　　E. 修复

6. 细胞水肿的发生机制是（　　　）

A. 细胞膜受损　　　　　　B. 溶酶体受损　　　　　　C. 线粒体受损

D. 核糖体受损　　　　　　E. 内质网受损

7. 虎斑心是指心肌发生了（　　　）

A. 水变性　　　　　　　　B. 脂肪变性　　　　　　　C. 玻璃样变性

D. 化生　　　　　　　　　E. 坏死

8. 下列不属于坏疽的类型及病变特点的是（　　　）

A. 干性坏疽　　　　　　　B. 湿性坏疽　　　　　　　C. 气性坏疽

D. 呈黑褐色　　　　　　　E. 细胞水肿

9. 下列对失活组织特点的描述正确的是（　　　）

A. 暗淡但有光泽　　　　　B. 切割时有鲜血流出　　　C. 组织弹性好

D. 丧失运动功能　　　　　E. 回缩良好

10. 患者股骨骨折，固定后卧床休息 3 个月后下肢萎缩，属于（　　　）

A. 营养不良性萎缩　　　　B. 压迫性萎缩　　　　　　C. 失用性萎缩

D. 神经性萎缩　　　　　　E. 生理性萎缩

11. 下列哪种情况属于压迫性萎缩（　　　）

A. 长期卧床患者全身萎缩　　　　　　B. 食管癌患者消瘦

C. 脊髓损伤导致肌肉麻痹而萎缩　　　D. 肾盂积水肾实质萎缩

E. 石膏固定的骨折患肢肌肉发生萎缩

12. 坏疽与其他坏死最根本的区别是（　　　）

A. 腐败菌感染　　　　　　B. 发生的部位　　　　　　C. 坏死的范围

D. 坏死的原因　　　　　　E. 严重程度

13. 下列哪项易发生液化性坏死（　　　）

A. 脾、肾　　　　　　　　B. 脑组织　　　　　　　　C. 心、肺

D. 子宫　　　　　　　　　E. 肝

14. 血管壁的玻璃样变性常发生于（　　　）

A. 细动脉　　　　　　　　B. 小动脉　　　　　　　　C. 细静脉

D. 小静脉　　　　　　　　E. 中动脉

15. 下列哪种变化不属于化生（　　　）

A. 支气管黏膜柱状上皮变为鳞状上皮　　　B. 胃黏膜上皮变为肠腺上皮

C. 结缔组织变为瘢痕组织　　　　　　　　D. 结缔组织变为骨组织

E. 胆囊黏膜的腺上皮变为鳞状上皮

16. 下列哪项不是坏死的结局（　　　）

A. 溶解吸收　　　　　　　B. 分离排出　　　　　　　C. 机化

D. 病因消除，细胞恢复正常　E. 钙化

17. 细胞水肿和脂肪变性多发生于（　　　）

A. 肺、肾、脾　　　　　　B. 心、肝、胃　　　　　　C. 心、肺、脑

D. 心、肝、肾　　　　　　E. 心、肝、肺

18. 干酪样坏死属于（　　　）

A. 凝固性坏死　　　　　　B. 液化性坏死　　　　　　C. 干性坏疽

D. 湿性坏疽　　　　　　　E. 气性坏疽

19. 最严重的组织损伤是（　　　）

A. 细胞水肿　　　　　　　B. 脂肪变性　　　　　　　C. 坏死

D. 玻璃样变性　　　　　　E. 肾浊肿

20. 下列属于适应性改变的是（　　　）

A. 再生　　　　　　　　　B. 化生　　　　　　　　　C. 机化

D. 钙化　　　　　　　　　E. 再通

21. 由损伤组织细胞周围健康的细胞分裂增生来完成修复的过程是（　　　）

A. 化生　　　　　　　　　B. 增生　　　　　　　　　C. 再生

D. 填补　　　　　　　　　E. 代偿

22. 属于永久性细胞的是（　　　）

A. 上皮细胞　　　　　　　B. 造血细胞　　　　　　　C. 血管内皮细胞

D. 间叶细胞　　　　　　　E. 心肌细胞

23. 毛细血管的再生方式是（　　　）

A. 出芽　　　　　　　　　B. 分裂　　　　　　　　　C. 增生

D. 分化　　　　　　　　　E. 以上都不对

24. 下列不属于肉芽组织成分的是（　　　）

A. 新生毛细血管　　　　　B. 成纤维细胞　　　　　C. 新生神经纤维

D. 炎症细胞　　　　　　　E. 巨噬细胞

25. 不良肉芽的特征是（　　　）

A. 鲜红色　　　　　　　　B. 颗粒状　　　　　　　C. 触之易出血

D. 生长快　　　　　　　　E. 无弹性

26. 妊娠后期的妇女往往出现下肢或足背皮下水肿，引起水肿的原因为（　　　）

A. 下肢动脉生理性充血　　B. 下肢血管炎症性充血　　C. 下肢动脉减压后充血

D. 下肢动脉粥样硬化　　　E. 下肢静脉淤血

27. 下列哪项是影响创伤愈合的局部因素（　　　）

A. 年龄　　　　　　　　　B. 感染　　　　　　　　C. 营养

D. 维生素 C 缺乏　　　　　E. 药物

28. 下列哪项是影响创伤愈合的全身性因素（　　　）

A. 营养　　　　　　　　　B. 血液循环　　　　　　C. 感染

D. 异物　　　　　　　　　E. 神经支配

29. 在创伤愈合过程中，胶原纤维在什么时间形成（　　　）

A. 第 1~2 天　　　　　　　B. 第 3~4 天　　　　　　C. 第 5~7 天

D. 第 4~6 天　　　　　　　E. 第 7~8 天

30. 对伤情稳定的一般挫伤、扭伤患者应重在（　　　）

A. 揉搓伤部　　　　　　　B. 立即热敷　　　　　　C. 全身护理

D. 鼓励运动　　　　　　　E. 局部护理

31. 最佳的清创时机是在创伤后（　　　）

A. 1~2 小时　　　　　　　B. 3~4 小时　　　　　　C. 4~6 小时

D. 6~8 小时　　　　　　　E. 2~3 天

32. 对挫伤、扭伤患者局部制动，抬高患肢的目的描述错误的是（　　　）

A. 利于静脉回流　　　　　B. 利于淋巴回流　　　　C. 促进血液循环

D. 减轻水肿　　　　　　　E. 减轻疼痛

33. 对血肿处理描述错误的是（　　　）

A. 24 小时前冷敷，减少渗血与肿胀　　　B. 24 小时后热敷，促进血肿吸收

C. 血肿较大者可加压包扎　　　　　　　D. 可酌情应用活血化瘀的中西药物

E. 给予切开引流

34. 组织损伤的术后护理中至关重要的是（　　　）

A. 伤口护理　　　　　　　B. 病情观察　　　　　　C. 预防感染

D. 功能锻炼　　　　　　　E. 加强营养

35. 缺乏再生能力的组织细胞是（　　　）

A. 结缔组织　　　　　　　　B. 外周神经　　　　　　　　C. 神经细胞

D. 平滑肌　　　　　　　　　E. 表皮组织

36. 下列哪项不是一期愈合特点（　　　）

A. 组织缺损少　　　　　　　B. 创缘整齐　　　　　　　　C. 感染不严重

D. 对合严密　　　　　　　　E. 炎症反应轻

病变辨识题

1. 图 1-23 为肉芽组织的镜下结构，图中箭头 A 指的成分为_____，箭头 B 指的成分是_____。

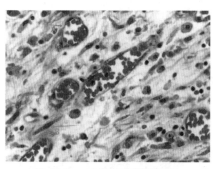

图 1-23　肉芽组织镜下结构

A. 毛细血管，炎症细胞　　　　　　　　B. 胶原纤维，炎症细胞

C. 毛细血管，成纤维细胞　　　　　　　D. 炎症细胞，成纤维细胞

D. 炎症细胞，胶原纤维

2. 图 1-24 为肝损伤的镜下观，其中左图的病变为_____，右图的病变为_____。

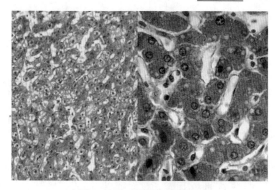

图 1-24　肝损伤镜下观

A. 水肿变性，脂肪变性　　　　　　　　B. 凝固性坏死，水肿变性

C. 液化性坏死，脂肪变性　　　　　　　D. 脂肪变性，水肿变性

E. 水肿变性，凝固性坏死

任务五
扫码看答案

（张秀芝）

项目二　局部血液循环障碍

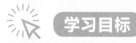

1. 知识目标

（1）掌握：肝淤血、肺淤血的病变特点；混合血栓的形态特点；梗死的类型及形态特点。

（2）熟悉：血栓的类型及可能引起的后果；栓塞的类型和对机体的影响。

（3）了解：血栓形成的机制；栓子运行的途径。

2. 能力目标

（1）能够辨识常见由局部血液循环障碍导致的疾病的肉眼及镜下病变特点。

（2）能够用疾病的病理变化去分析并解释疾病的临床表现。

3. 素质目标

（1）培养学生实事求是的科学精神。

（2）培养学生对常见由局部血液循环障碍导致的疾病的健康宣教意识。

（3）培养学生医者仁心，把人民的生命安全和身体健康放在首位的责任心和职业道德。

任务一：课前诊断

复习与本次实验课程密切相关的解剖学、组织学、生理学及病理学等理论课知识。自我诊断相关知识的储备情况，明确学习目标，增强学习动力，提高实验课堂学习效果。

1. 图 2-1 为血液循环模式。

血液从左心室泵出，经主动脉分布至全身，为全身组织细胞提供氧气，最后再汇集至静脉，通过上、下腔静脉回到右心房，最后进入右心室，此即体循环，又称大循环。血液由右心室泵入肺动脉，进入肺部毛细血管网，然后再经过肺静脉回到左心房，最后再进入左心室，此即肺循环，又称小循环。

根据以上知识可知，右心衰竭会引起（　　），左心衰竭会引起（　　）。

A. 肺淤血，体循环淤血　　　　　　　B. 肝淤血，体循环淤血

C. 肺淤血，肝淤血　　　　　　　　　D. 体循环淤血，肺淤血

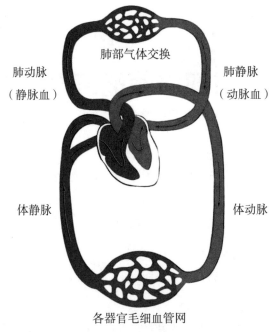

肺部气体交换

肺动脉
（静脉血）

肺静脉
（动脉血）

体静脉

体动脉

各器官毛细血管网

图 2-1　血液循环模式

2. 图 2-2 为肺泡高倍镜下观。

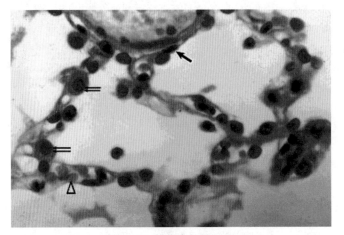

图 2-2　肺泡高倍镜下观

图中符号———▶、══▶、△分别代表的是（　　　）

A. Ⅰ型肺泡细胞、Ⅱ型肺泡细胞、肺泡壁毛细血管

B. Ⅱ型肺泡细胞、Ⅰ型肺泡细胞、肺泡壁毛细血管

C. 肺泡壁毛细血管、Ⅰ型肺泡细胞、Ⅱ型肺泡细胞

D. 肺泡壁毛细血管、Ⅱ型肺泡细胞、Ⅰ型肺泡细胞

3. 图 2-3 为肝门管区高倍镜下观。

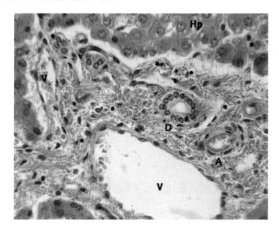

图 2-3　肝门管区高倍镜下观

图中字母 A、V、D 分别代表的是（　　　）

A. 小叶间胆管、小叶间动脉、小叶间静脉

B. 小叶间动脉、小叶间胆管、小叶间静脉

C. 小叶间静脉、小叶间动脉、小叶间胆管

D. 小叶间动脉、小叶间静脉、小叶间胆管

4. 图 2-4 为肾脏的血液供应，肾动脉的分支特点是（　　　）

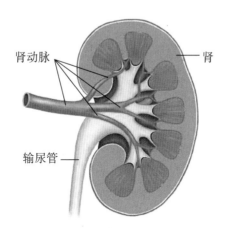

图 2-4　肾脏的血液供应

A. 扇形　　　　　　　　　　　　　B. 节段形

C. 地图形　　　　　　　　　　　　D. 不规则形

5. 血液凝固的过程分为凝血酶原激活复合物的形成、凝血酶的激活和纤维蛋白的生成三个步骤。凝血酶原激活复合物可通过内源性凝血途径和外源性凝血途径生成，其中内源性凝血途径启动的是（　　　），外源性凝血途径启动的是（　　　）。

A. 因子XII，组织因子（TF）　　　　B. 组织因子（TF），因子XII

C. 因子XII，因子VII　　　　　　　　D. 因子XII，因子IX

6. 微循环是指微动脉和微静脉之间的血液循环，微循环的血流通路有（   ）、
（   ）和（   ）三种。

A. 迂回通路、直捷通路、动 - 静脉短路

B. 体循环、肺循环、动 - 静脉短路

C. 毛细血管、动脉、静脉

D. 微动脉、动静脉吻合支、微静脉

7. 生成组织液的有效滤过压等于（   ）

A.（毛细血管血压 + 组织液胶体渗透压）–（血浆胶体渗透压 + 组织液静水压）

B.（毛细血管血压 + 血浆胶体渗透压）–（组织液胶体渗透压 + 组织液静水压）

C.（毛细血管血压 + 组织液静水压）–（毛细血管血压 + 组织液胶体渗透压）

D.（血浆胶体渗透压 + 组织液胶体渗透压）–（毛细血管血压 + 组织液静水压）

E.（组织液静水压 + 组织液胶体渗透压）–（毛细血管血压 + 血浆胶体渗透压）

8. 组织液生成主要取决于（   ）

A. 毛细血管血压　　　　　B. 有效滤过压　　　　　C. 血浆胶体渗透压

D. 血浆晶体渗透压　　　　E. 组织液静水压

9. 当血浆蛋白显著减少时，引起水肿的主要原因是（   ）

A. 血浆晶体渗透压下降　　　　　B. 血浆胶体渗透压下降

C. 毛细血管壁通透性增加　　　　D. 醛固酮分泌减少

E. 有效滤过压下降

10. 右心衰竭时组织水肿的主要原因是（   ）

A. 毛细血管压升高　　　　　B. 淋巴回流受阻

C. 血浆胶体渗透压降低　　　D. 组织液静水压降低

E. 组织液胶体渗透压升高

任务一
扫码看答案

11. 急性失血时，最先出现的代偿反应是（   ）

A. 血管的自身调节　　　B. 交感神经系统兴奋　　　C. 组织液回收增加

D. 血管紧张素Ⅱ增多　　E. 心率明显加快

12. 红细胞或血红蛋白被巨噬细胞吞噬后，通过溶酶体的消化，所形成的具有折光性的棕黄色颗粒是（   ）

A. 脂褐素　　　　　B. 胆红素　　　　　C. 黑色素　　　　　D. 含铁血黄素

任务二：课中实操

一、实验材料

1. **大体标本**　Ⅱ–1 慢性肝淤血（槟榔肝）；Ⅱ–2 静脉混合血栓；Ⅱ–3 脑出血；Ⅱ–4 肺褐色硬化；Ⅱ–5 动脉血栓；Ⅱ–6 心房附壁血栓；Ⅱ–7 心肌梗死；Ⅱ–8 肺

出血性梗死；Ⅱ-9 小肠出血性梗死。

2. 组织切片　血 1 慢性肺淤血（早期）；血 2 慢性肺淤血（晚期）；血 3 慢性肝淤血；血 4 混合血栓；血 5 血栓机化与再通；血 6 肺梗死；血 7 肾梗死。

二、实验内容

（一）大体标本观察

1. Ⅱ-1 慢性肝淤血（槟榔肝）　表面看肝脏体积变大，表面光滑，被膜紧致均匀，弥漫分布着暗紫色小点，周围则分布灰黄色的小点，有些小点已相互融合，形成条索状，因形成的褐黄相间的图案与槟榔的切面相似，故称为槟榔肝（图 2-5）。

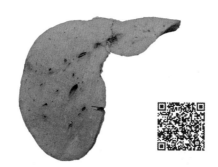

图 2-5　槟榔肝

2. Ⅱ-2 静脉混合血栓　标本为一剪开的静脉。静脉腔内有一条圆柱形固体物附着于内膜表面，固体物表面粗糙，颜色不均匀，呈灰黄色与褐色相间的条纹和波纹状隆起，无光泽（图 2-6）。

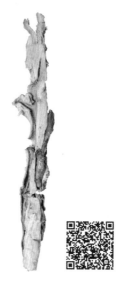

图 2-6　静脉混合血栓

3. Ⅱ-3 脑出血　出血灶位于基底核和内囊。出血区脑组织完全被破坏，形成囊腔状，其内充满坏死组织和凝血块（图 2-7）。

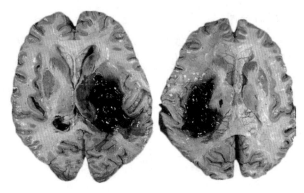

图 2-7　脑出血

4.Ⅱ-4肺褐色硬化　肺体积增大，被膜紧张，暗红色。切面呈深褐色，常有血性液体。肺质地较实，原有细微海绵状疏松结构不明显（图 2-8）。

5.Ⅱ-5动脉血栓　标本为一段冠状动脉，管腔表面见大量附壁血栓形成（图 2-9）。血栓为灰白色，紧密附着在管壁上，不易脱落。

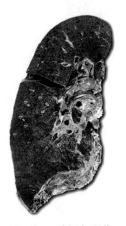

图 2-8　肺褐色硬化

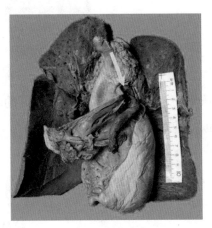

图 2-9　动脉血栓

6.Ⅱ-6心房附壁血栓　心房内见大量血栓形成，填满心房。血栓呈灰白色，紧密黏附在心房壁上。

7.Ⅱ-7心肌梗死　属贫血性梗死，梗死灶形态不规则，呈灰白色或灰黄色。梗死组织质地较硬、干燥。梗死灶周围可见充血、出血带。

8.Ⅱ-8肺出血性梗死　坏死灶位于右肺中叶下部。梗死灶略呈三角形，颜色暗红，边缘分界清楚。坏死灶切面颜色暗红，灶内肺组织出血坏死（图 2-10）。

9.Ⅱ-9小肠出血性梗死　肠梗死灶呈节段性，暗红色，肠壁淤血、水肿和出血（图 2-11）。

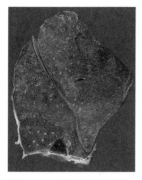

图 2-10 肺出血性梗死

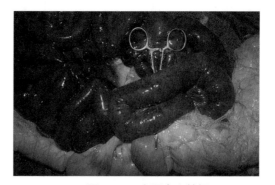

图 2-11 小肠出血性梗死

（二）切片标本观察

1. **血 1 慢性肺淤血（早期）**　镜下可辨认为肺组织；大部分肺泡内充满了均匀一致的淡红色水肿液，有的还含有红细胞。肺泡间隔增宽，毛细血管高度扩张充血，其内充满红细胞。

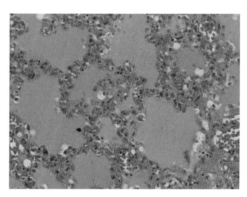

扫码看视频

图 2-12　慢性肺淤血（早期）

2. **血 2 慢性肺淤血（晚期）**　镜下可辨认为肺组织；肺泡隔增宽，肺泡腔内可见浆液渗出物及巨噬细胞，并可见"心衰细胞"（图 2-13）。

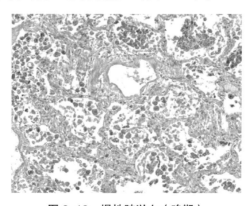

扫码看视频

图 2-13　慢性肺淤血（晚期）

3. **血 3 慢性肝淤血**　肝小叶中央静脉及其附近的肝窦扩张、充血；小叶周围肝细胞萎缩消失，发生脂肪变性（图 2-14）。

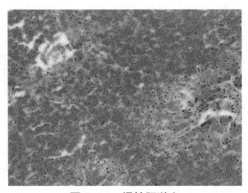

图 2-14　慢性肝淤血

4. 血 4 混合血栓　血栓呈红、白相间。白色区血小板凝集成小梁状，小梁之间血液凝固，充满大量的纤维蛋白和红细胞，小梁边缘可见白细胞；红色区为凝集的血凝块（图 2-15）。

5. 血 5 血栓机化与再通　血管的腔已消失，内皮细胞、成纤维细胞从血管壁长入血栓，并取代血栓。其中部分机化区域形成腔隙，重建血管并有血流通过，管内可见红细胞（图 2-16）。

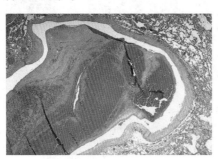

图 2-15　混合血栓

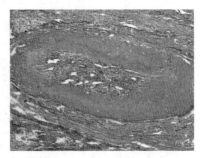

图 2-16　血栓机化与再通

6. 血 6 肺梗死　梗死区内肺泡结构不清，肺泡上皮细胞核消失，只剩下一个模糊的轮廓，部分血管尚保存。所有的肺泡腔全为血细胞所充满（图 2-17）。

7. 血 7 肾梗死　部分肾组织结构正常，坏死肾组织的一般结构轮廓仍能辨认，但细胞核已全部消失，胞质淡染，细胞器崩解。坏死组织周围毛细血管丛和间质血管扩张、充血，伴有大量炎症细胞浸润，这就构成了大体标本所见的充血、出血带（图 2-18）。

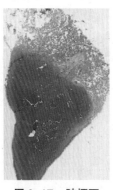

图 2-17　肺梗死

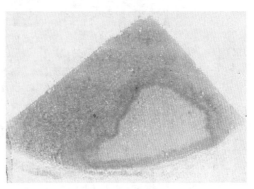

图 2-18　肾梗死

一孕妇，35 岁，自然破膜，约 10 分钟后出现寒战及呼吸困难，因病情恶化，抢救无效死亡。尸检发现双肺明显水肿、淤血及出血，部分区域实变，切面红褐色，多数血管内可见数量不等的有形羊水成分，如胎粪、胎脂、角化物及角化细胞等。病理诊断为双肺羊水栓塞、肺水肿。

完成以下工作任务：

（1）羊水栓塞的发生机制是什么？

（2）试分析孕妇死亡的原因。

扫码看视频

 任务四：重点知识归纳

1. 出血　指血液自心、血管腔溢出。分为破裂性出血和漏出性出血，可形成鼻衄、咯血、血肿、瘀点、瘀斑等，对机体的影响依出血的类型、量、速度和部位不同而异。

2. 充血　指因动脉血流入过多引起器官或局部组织血管内血液含量增多的状态，分为生理性充血和病理性充血。充血的器官、组织轻度肿胀，颜色淡红或鲜红，温度升高，功能增强。镜下见器官、组织内的小动脉和毛细血管扩张、充血。

3. 淤血　指因静脉血回流受阻引起器官或局部组织血管内血液含量增多的状态。由静脉阻塞、静脉受压和心力衰竭引发。淤血器官体积肿大，被膜紧张，温度降低，颜色呈紫红色。镜下可见淤血器官和组织的小静脉、细静脉和毛细血管扩张、充血。常导致组织器官水肿、出血、细胞萎缩、变性、坏死及硬化。

肺淤血由左心衰竭引起，肺体积增大，重量增加，呈现紫红色，质地硬。镜下可见肺小静脉和肺泡壁毛细血管高度扩张、充血，肺泡腔内有水肿液及心衰细胞。

肝淤血由右心衰竭引起，肝脏体积增大，重量增加，被膜紧张，称为槟榔肝。镜下可见肝小叶中央静脉及其附近的肝窦高度扩张、充血；肝小叶中央区的肝细胞因为淤血缺氧而发生脂肪变性。长期淤血可致淤血性肝硬化。

4. 血栓形成　指在活体的心、血管内，血液成分发生凝固或有形成分析出、凝集形成固体质块的过程。心、血管内膜的损伤，血流状态的改变及血液性质的改变是血栓形成的条件。血栓按形态可分为白色血栓、混合血栓、红色血栓和透明血栓。血栓的结局有溶解、吸收，软化脱落形成血栓栓子，机化与再通，以及钙化。血栓可止血、防止细菌扩散，但也能阻塞血管腔，导致血栓栓塞、心瓣膜变形和出血等后果。

5. 栓塞　指在循环的血液中出现不溶于血液的异常物质，随血流动，阻塞相应血管腔、心腔的现象。栓子运行途径与血流一致。血栓栓塞最为常见，分肺动脉栓塞和体循环的动脉栓塞。肺动脉栓塞栓子 95% 来源于下肢，较小的血栓栓塞不会引起不良事件；较大的栓子栓塞在肺动脉的较大分支，可以引起肺梗死，甚至死亡。体循环的动脉栓塞的栓子来源于左心或体循环的动脉。栓塞后果取决于栓子的大小以及栓塞的部位。脂肪栓子来源于长骨骨折、脂肪组织严重挫伤，常栓塞肺，少数情况下可以通过肺静脉进入体循环，造成全身不同器官的栓塞；空气栓塞见于大静脉的破裂，可造成严重循环衰竭和呼吸困难，甚至迅速死亡；氮气栓塞见于人体周围的压力迅速减低时；羊水栓塞见于产科意外，易导致弥散性血管内凝血（DIC）。

6.**梗死** 指机体器官或局部组织由于动脉血流阻断而发生的缺血性坏死。贫血性梗死好发于心、肾、脾，多为凝固性坏死，坏死组织为灰白色，与正常组织的分界清楚，分界处有一条充血出血带，梗死区的形状取决于该器官的血管分布情况，如脾、肾梗死区的形状呈楔形或扇形，心肌梗死为不规则形。出血性梗死好发于组织疏松，梗死之前已有严重静脉淤血的肺、肠。由于梗死区出血较多，梗死组织为暗红色，与周围组织分界不清。

任务五：课后测试，检验提高

A1 型题

1. 一患者行腹腔巨大肿瘤摘除术后，突然昏厥，可能是由于（   ）

A. 生理性充血   B. 动脉性充血   C. 侧支性充血

D. 炎性充血   E. 减压后充血

2. 右心衰竭患者出现肝大、肝区痛主要是由于（   ）

A. 肝门静脉淤血   B. 肝动脉淤血   C. 肝静脉淤血

D. 肝硬化   E. 肝炎

3. 血管内较小的血栓其结果为（   ）

A. 溶解、吸收   B. 脱落   C. 机化

D. 软化   E. 钙化

4. 在血栓形成中起重要作用的血细胞是（   ）

A. 白细胞   B. 血小板   C. 红细胞

D. 淋巴细胞   E. 嗜酸性粒细胞

5. 淤血指的是（   ）

A. 动脉性充血   B. 炎性充血   C. 生理性充血

D. 静脉性充血   E. 以上都不对

6. 肝硬化时，淤血最明显的是（   ）

A. 胃肠道   B. 肝   C. 肺

D. 胆囊   E. 肾

7. 心衰细胞见于（   ）

A. 肝淤血   B. 脾淤血   C. 肺淤血

D. 肾淤血   E. 胃淤血

8. 活体心血管内的血液成分析出、聚集、凝固所形成的固体质块称为（　　　）

A. 血凝块 　　　　　　B. 异物 　　　　　　C. 梗死

D. 血栓 　　　　　　　E. 以上均不是

9. 血栓形成的最重要的条件是（　　　）

A. 心、血管内膜损伤 　　B. 血流缓慢 　　　C. 涡流形成

D. 血小板增多 　　　　　E. 血液浓缩

10. DIC 是（　　　）

A. 白色血栓 　　　　　　B. 混合血栓 　　　C. 红色血栓

D. 透明血栓 　　　　　　E. 黄色血栓

11. 槟榔肝是指（　　　）

A. 肝脂肪变性 　　　　　B. 早期肝硬化 　　C. 慢性肝淤血

D. 肝慢性炎症 　　　　　E. 肝细胞水肿

12. 左心衰竭时发生淤血的器官是（　　　）

A. 肺 　　　　　　　　　B. 肾 　　　　　　C. 肝

D. 脾 　　　　　　　　　E. 四肢

13. 肉芽组织取代血栓的过程称为（　　　）

A. 血栓软化 　　　　　　B. 血栓再通 　　　C. 血栓栓塞

D. 血栓机化 　　　　　　E. 血栓溶解

14. 下列哪项不是血栓的结局（　　　）

A. 溶解吸收 　　　　　　B. 成为栓子 　　　C. 脱落排出

D. 机化与再通 　　　　　E. 钙化

15. 下列哪项不是淤血的后果（　　　）

A. 水肿 　　　　　　　　B. 上皮组织增生 　C. 细胞萎缩、变性坏死

D. 淤血性硬化 　　　　　E. 出血

16. 下列哪项因素不易导致血栓形成（　　　）

A. 血管内皮细胞损伤 　　B. 血流变慢、涡流形成 　C. 血小板数量增多

D. 纤维蛋白溶酶增多 　　E. 凝血因子增多

17. 来自体静脉的栓子多栓塞于（　　　）

A. 心 　　　　　　　　　B. 脑 　　　　　　C. 肺

D. 肝 　　　　　　　　　E. 肾

18. 分娩过程中最可能发生的栓塞是（　　　）

A. 血栓栓塞 　　　　　　B. 脂肪栓塞 　　　C. 空气栓塞

D. 羊水栓塞 　　　　　　E. 其他栓塞

19. 空气栓塞时，空气主要聚集在（　　　）

A. 右心 　　　　　　　　B. 左心 　　　　　C. 肺

D. 血管 　　　　　　　　E. 头颈部

20. 来自肝门静脉系统的栓子可栓塞于（　　　）

A. 肺   B. 肝   C. 肾

D. 脾   E. 脑

21. 对机体可产生有利影响的病理过程是（　　　）

A. 梗死   B. 栓塞   C. 出血

D. 淤血   E. 血栓形成

22. 由于胸、腹腔内压骤然增加导致下腔静脉内栓子逆向运行的栓塞称（　　　）

A. 脂肪栓塞   B. 交叉性栓塞   C. 空气栓塞

D. 逆行栓塞   E. 异物栓塞

23. 关于出血后果的描述，不正确的是（　　　）

A. 漏出性出血过程缓慢，不会引起严重后果

B. 进行缓慢的破裂性出血多可自行停止

C. 破裂性出血迅速，易引起出血性休克

D. 局部的出血可导致相应的功能障碍

E. 重要器官的出血，即使量不多也可致命

24. 因动脉血液供应中断而引起的缺血性坏死称（　　　）

A. 淤血   B. 出血   C. 血栓形成

D. 栓塞   E. 梗死

25. 下列哪项是贫血性梗死的发生条件（　　　）

A. 组织结构疏松   B. 严重淤血   C. 有双重血供

D. 吻合支丰富   E. 以上都不是

26. 热敷的目的是（　　　）

A. 保暖   B. 利于静脉回流   C. 扩张动脉

D. 促进淤血吸收   E. 减轻渗出

27. 下肢长骨骨折最有可能发生（　　　）

A. 空气栓塞   B. 脂肪栓塞   C. 血栓栓塞

D. 细胞栓塞   E. 氮气栓塞

28. 静脉血栓脱落引起肺血管阻塞称为（　　　）

A. 栓子   B. 梗死   C. 栓塞

D. 血栓形成   E. 血栓

29. 下列哪项不属于外出血（　　　）

A. 下肢外伤血液流出   B. 脑出血   C. 便血

D. 呕血   E. 咯血

30. 最常见的栓塞是（　　　）

A. 血栓栓塞   B. 脂肪栓塞   C. 空气栓塞

D. 羊水栓塞   E. 细胞栓塞

31. 心肌梗死的大体形态为（　　　）

A. 圆形　　　　　　　　　　B. 楔形　　　　　　　　　C. 锥体形

D. 不规则形　　　　　　　　E. 节段型

32. 易发生出血性梗死的脏器是（　　　）

A. 心　　　　　　　　　　　B. 肺　　　　　　　　　　C. 脾

D. 肾　　　　　　　　　　　E. 肝

病变辨识题

1. 图 2-19 为慢性肺淤血镜下观，图中棕黄色的颗粒状物是_____，该病变的特征性细胞是_____。

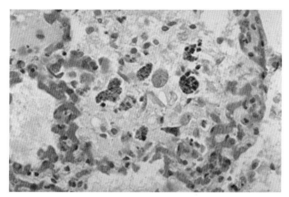

图 2-19　慢性肺淤血镜下观

A. 含铁血黄素，心力衰竭细胞　　　　B. 含铁血黄素，风湿细胞

C. 脂褐素，泡沫细胞　　　　　　　　D. 脂褐素，上皮样细胞

2. 图 2-20 为慢性肝淤血镜下观，图中 a 指的是_____，b 指的是_____。

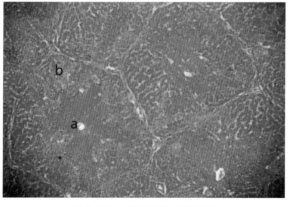

图 2-20　慢性肝淤血镜下观

A. 脂肪变区，淤血区　　　　　　　　B. 肝小叶，汇管区

C. 淤血区，脂肪变区　　　　　　　　D. 汇管区，肝小叶

任务五
扫码看答案

（吕丰收）

项目三　炎　症

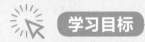 **学习目标**

1.知识目标

（1）掌握：炎症的概念；炎症的基本病理变化；炎症的病理学类型及病变特点；炎症细胞的类型及其临床意义；炎症介质、绒毛心、假膜性炎症、溃疡、窦道、瘘管、炎性息肉、炎性假瘤、炎性肉芽肿等概念。

（2）熟悉：炎症渗出的过程及意义；炎症的临床表现及结局。

2.能力目标

（1）能够辨析炎症的临床表现及进行相关实验室检查。

（2）能够具备识别炎症细胞和初步判断炎症类型的能力。

3.素质目标

（1）引导学生关注健康，强化对炎症的认识。

（2）培养学生结合病理，联系临床进行健康教育的能力。

（3）培养学生严谨务实、防治兼并、仁心仁术的良好职业操守。

 任务一：课前诊断

复习与本章实验课程密切相关的解剖学、组织学、生理学及病理学等理论课知识。自我诊断相关知识的储备情况，明确学习目标，增强学习动力，提高实验课堂学习效果。

1.形成血浆胶体渗透压的主要成分是（　　　）

A.白蛋白　　　　　　　　B.球蛋白　　　　　　　　C.Na^+浓度

D.无机盐　　　　　　　　E.纤维蛋白原

2.形成血浆晶体渗透压的主要成分是（　　　）

A.白蛋白　　　　　　　　B.球蛋白　　　　　　　　C.纤维蛋白原

D.无机盐　　　　　　　　E.Na^+浓度

3.血小板的作用不包括（　　　）

A.参与生理性止血　　　　B.促进血液凝固　　　　　C.防御功能

D.维持血管内皮完整性　　E.参与内皮修复

4.成人血白细胞的正常值是（　　　）

A.（0.4~1）×10^9/mL B.（0.4~1）×10^9/L C.（4.0~10）×10^9/L

D.（4.0~10）×10^{12}/L E.（100~300）×10^9/L

5.图3-1是血细胞仿真图，图中1~3是（　　　），4~6是（　　　），7~11是（　　　），12~14是（　　　），15是（　　　），16是（　　　），17是（　　　）。

A.中性粒细胞 B.淋巴细胞 C.嗜酸性粒细胞

D.嗜碱性粒细胞 E.红细胞 F.血小板

G.单核细胞

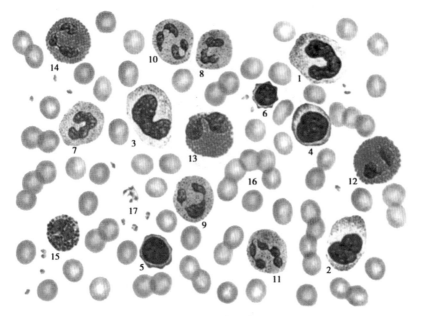

任务一
扫码看答案

图3-1　血细胞仿真图

任务二：课中实操

一、实验材料

1.**大体标本**　Ⅲ-1纤维素性心包炎（绒毛心）；Ⅲ-2结肠假膜性炎；Ⅲ-3急性蜂窝织性阑尾炎；Ⅲ-4慢性阑尾炎急性发作；Ⅲ-5化脓性脑膜炎；Ⅲ-6慢性胆囊炎；Ⅲ-7急性扁桃体炎；Ⅲ-8肺炎性假瘤；Ⅲ-9胸膜粘连；Ⅲ-10败血脾。

2.**组织切片**　炎1急性蜂窝织性阑尾炎；炎2慢性胆囊炎；炎3化脓性脑膜炎；炎5慢性阑尾炎；炎6结肠假膜性炎（细菌性痢疾）；炎7纤维素性心外膜炎。

二、实验内容

（一）大体标本观察

1. Ⅲ-1 纤维素性心包炎（绒毛心）　表面观：壁层心包已剪开，可见增厚。心包的脏层（心外膜）表面粗糙，有灰黄色绒毛状或絮片状渗出物，粗糙、混浊而无光泽，分布较均匀。此渗出物为纤维素，由于心脏搏动而在心外膜上形成绒毛状，因此又称为"绒毛心"。心包壁层表面也可见有同样性质的覆盖物（图 3-2）。

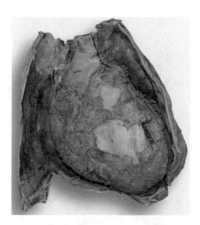

图 3-2　纤维素性心包炎（绒毛心）

2. Ⅲ-2 结肠假膜性炎　表面有灰白色的膜状物覆盖，并有小片的脱落，形成多处浅表性溃疡（图 3-3）。膜状物的形成是因为渗出物中有大量的纤维素，其与肠壁坏死组织、中性粒细胞、细菌等一起形成假膜。中性粒细胞坏死后释放出的蛋白溶解酶作用于假膜，使纤维素和坏死组织发生溶解液化，假膜脱落，形成溃疡，临床表现为脓血样便。结肠肠壁因充血、水肿而增厚。

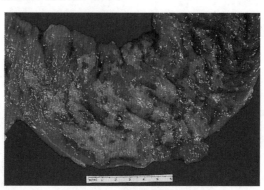

扫码看视频

图 3-3　结肠假膜性炎

3. Ⅲ-3 急性蜂窝织性阑尾炎　标本容器中有一正常的阑尾，长 5~7cm，表面呈灰白色。病变阑尾体积增大、肿胀，浆膜面可见黑线状隆起物，为小血管扩张、充血所致，部分区域有灰黄色的脓性渗出物。切面显示阑尾全层充血水肿，管壁增厚（图 3-4）。

4. Ⅲ-4 慢性阑尾炎急性发作　该标本增粗、肿胀变形，很难辨认出是阑尾。阑尾表面凹凸不平，非常粗糙，可见有隐约不清的血管扩张，有大量灰黄色渗出物覆盖，有的区域见出血，仔细观察，阑尾尾部的下方有穿孔（图3-5）。

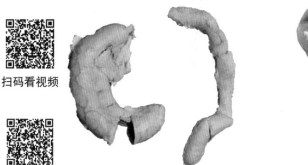
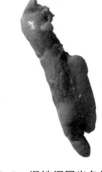

扫码看视频

图3-4　急性蜂窝织性阑尾炎（大体）　　图3-5　慢性阑尾炎急性发作

5. Ⅲ-5 化脓性脑膜炎　脑膜表面血管高度扩张、充血，似蚯蚓，脑皮质水肿使脑回变宽，脑沟变窄、变浅。蛛网膜下隙局部有灰黄色的脓性渗出物（图3-6）。

6. Ⅲ-6 慢性胆囊炎　胆囊已切开。胆囊体积增大，外表面可见血管扩张、充血，呈黑褐色（图3-7）。胆囊腔扩张，囊壁受反复炎性损害，在修复过程中，水肿、纤维增生使囊壁增生变厚。胆囊黏膜粗糙，皱襞消失；且黏膜表面有黑色的碎末状物质，是坏死的黏膜脱落而致。

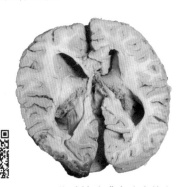
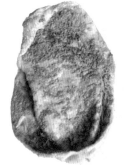
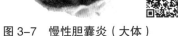

图3-6　化脓性脑膜炎（大体）　　图3-7　慢性胆囊炎（大体）

7. Ⅲ-7 急性扁桃体炎　大部分急性炎症的病理变化以变质、渗出为主，但也有例外，如急性扁桃体炎。手术切除的扁桃体，可见其体积肿大（腺体增生肥大和渗出所致），质地较韧。部分区域黏膜表面覆盖有灰白色的渗出物（图3-8）。

8. Ⅲ-8 肺炎性假瘤　手术切除的部分肺叶，其中见一3cm×4cm大小的圆形病灶。病灶灰白色、灰黄色不均匀，有的地方呈半透明软骨样（图3-9）。病理学检查显示瘤状物是由增生肺泡上皮、增生血管、出血及含铁血黄素沉积的肺泡、巨噬细胞、淋巴细胞、浆细胞等构成，因此颜色不均匀。病灶与正常肺组织边界清楚。

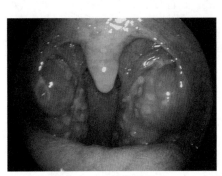

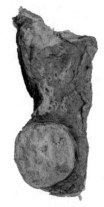

图3-8　急性扁桃体炎　　　　　　　图3-9　肺炎性假瘤

9. Ⅲ-9胸膜粘连　胸膜表面原有的纤维蛋白性渗出物已机化为黄白色纤维结缔组织，致局部胸膜增厚，其结构致密具有光泽。原脏层胸膜与壁层胸膜粘连在一起，现壁层胸膜已被剥离（图3-10）。

10. Ⅲ-10败血脾　脾脏缩小，部分被膜皱缩。切面灰暗、粗糙、疏松，大片实质坏死、脱落（图3-11）。切面有一楔形梗死区域未有上述病理改变，原因是楔形区域的血管中有一栓子，栓子引起部分区域梗死，这是血栓对机体的不利影响；但同时血栓对机体也有其有利的一面，例如血栓可防止病原体沿血道向远处传播，从而避免梗死区受病原体入侵。

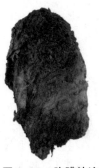
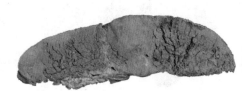

图3-10　胸膜粘连　　　　　　　图3-11　败血脾

（二）切片标本观察

1. 炎1急性蜂窝织性阑尾炎　标本切片为阑尾的横断面。阑尾各层的结构基本可以认出。黏膜层、黏膜下层、肌层和浆膜层均见较多的中性粒细胞弥漫浸润。毛细血管扩张、充血，部分中性粒细胞变性坏死，形成脓细胞。部分黏膜坏死、脱落。黏膜下层和浆膜层组织结构疏松，见有淡红染、同质性的浆液渗出。部分浆膜面有红染、丝网状纤维素被覆（图3-12）。

2. 炎2慢性胆囊炎　增厚的胆囊壁中，弥漫浸润着以淋巴细胞、浆细胞为主的炎症细胞，以黏膜层最为显著，且有些炎症细胞呈灶状浸润，似淋巴滤泡。胆囊黏膜完整，黏膜上皮增生形成腺样结构并侵入肌层。胆囊各层中尚见纤维组织增生（图3-13）。

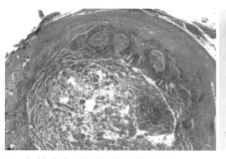
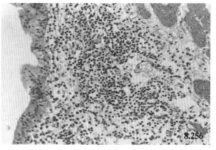

图 3-12　急性蜂窝织性阑尾炎（切片）　　　　图 3-13　慢性胆囊炎（切片）

3. 炎 3 化脓性脑膜炎　软脑膜的血管高度扩张、充血。蛛网膜下隙内充满大量炎性渗出物，以中性粒细胞为主，还可见有巨噬细胞、淋巴细胞及浆细胞、纤维素。脑组织未见明显炎性病变（图 3-14）。

4. 炎 5 慢性阑尾炎　低倍镜下观察阑尾的横切面，见阑尾壁增厚，但四层结构尚清楚。高倍镜下阑尾壁有不同程度的纤维化和慢性炎症细胞浸润，以黏膜和黏膜下层明显（图 3-15）。

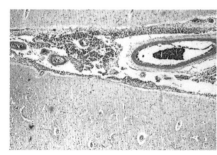
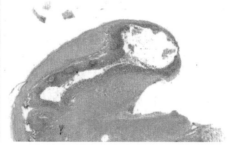

图 3-14　化脓性脑膜炎（切片）　　　　图 3-15　慢性阑尾炎

5. 炎 6 结肠假膜性炎（细菌性痢疾）　结肠黏膜表层发生坏死，坏死组织与黏膜表面的渗出物（大量纤维素和中性粒细胞）混合在一起，形成膜状结构被覆在黏膜表面。黏膜下层、肌层及浆膜见充血、水肿，以及中性粒细胞、淋巴细胞、巨噬细胞浸润（图 3-16）。

6. 炎 7 纤维素性心外膜炎　心外膜明显增厚，表面被覆红染的丝状、网状或片状纤维素，伴有较多的中性粒细胞渗出。其下有轻度增生的毛细血管，还有以淋巴细胞和巨噬细胞为主的炎症细胞浸润（图 3-17）。

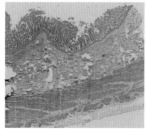
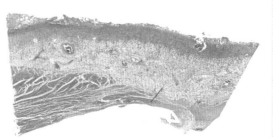

图 3-16　结肠假膜性炎（细菌性痢疾）　　　图 3-17　纤维素性心外膜炎

任务三：课后拓展

患者，女，23岁。因转移性右下腹部疼痛24小时入院。患者入院24小时前突然出现小腹部及其周围持续性疼痛，并呈阵发性加剧，曾服用驱虫药，症状未减轻。8小时前疼痛转移至右下腹，呕吐清水样液体一次，伴畏寒发热，由急诊入院。查体：体温39℃，脉搏95次/分，呼吸26次/分，血压110/75mmHg。右下腹壁紧张，麦氏点压痛、反跳痛明显。实验室检查：白细胞总数为22.2×10^9/L，中性粒细胞百分比为90%。遂对患者急行阑尾切除术。病理学检查：阑尾一条，长6.5cm，明显肿胀，直径达1.5cm，阑尾壁各层均显著充血、水肿，内有大量中性粒细胞呈弥漫性浸润，黏膜部分坏死、脱落，腔内含有大量脓细胞，浆膜表面覆以大量纤维素及中性粒细胞。

完成以下工作任务：

（1）该患者最可能的诊断是什么？其病变特点如何？

（2）该患者如不及时手术会发生什么后果？

42

 课程思政

炎症中的辩证思维

炎症蕴含着深刻的辩证思维，炎症虽是以防御为主的反应，但同时也是机体损伤与抗损伤反应并存的综合性病理过程。在致炎因子的作用下，炎症局部组织出现变质、渗出和增生三个基本病变，其中变质主要体现损伤过程，渗出和增生主要体现抗损伤过程。炎症既是机体的自我保护机制，又可能导致组织损伤。炎症过程贯穿了损伤和抗损伤的对立和统一。

我们可以将辩证的思维方式应用于临床实践，特别是要在日常诊疗中引入辩证思维。从多角度分析病情，不仅有助于更全面地了解患者的状况，更有利于精准地找出病因；综合考虑病因、病程和治疗效果，不仅有助于制订更有效的诊疗方案，还有助于建立和谐的医患关系。

 任务四：重点知识归纳

1. **炎症的概念** 具有血管系统的活体组织对各种致炎因子的刺激所发生的以防御为主的基本病理过程称为炎症。

2. **炎症的原因** 生物性因子；物理性因子；化学性因子；异常免疫反应。

3. **炎症介质**

（1）概念：指参与并诱导炎症发生、发展的具有生物活性的化学物质，亦称化学介质。

（2）炎症介质在炎症过程中的主要作用：①扩张小血管，使血管壁通透性增高；②白细胞趋化作用；③发热和致痛；④组织损伤。

（3）炎症介质的类型：①细胞源性炎症介质有组胺、5-羟色胺、前列腺素、白三烯、溶酶体释放的介质、细胞因子；②血浆源性炎症介质有缓激肽、补体、纤维蛋白多肽等。

4. 炎症的基本病理变化

（1）变质：炎症局部组织、细胞发生的各种变性和坏死。变质既可发生于实质细胞，也可发生于间质细胞。

扫码看视频

（2）渗出：炎症局部组织血管内的液体和细胞成分，通过血管壁进入组织间隙、体腔、体表和黏膜表面的过程称为渗出。渗出过程包括：①血流动力学改变；②血管壁通透性增高；③液体渗出；④白细胞渗出。

（3）增生：实质细胞和间质细胞的增多称为增生。炎症增生具有限制炎症扩散和修复作用。

5. 炎症的病理类型

（1）变质性炎：以变质为主的炎症称为变质性炎。

（2）渗出性炎：以渗出为主要病理变化的炎症称为渗出性炎。可分为以下类型。①浆液性炎：以浆液渗出为主。②纤维素性炎：以纤维蛋白原渗出为主。病变常发生于黏膜、浆膜和肺脏。③化脓性炎：以中性粒细胞渗出为主，并有不同程度的组织坏死和脓液形成。包括蜂窝织炎、脓肿、表面化脓和积脓。

（3）增生性炎：以增生变化为主的炎症称为增生性炎。包括：①一般增生性炎；②炎性肉芽肿（炎症局部以巨噬细胞及其演化的细胞增生为主，并形成境界清楚的结节状病灶），又称为肉芽肿性炎，以肉芽肿形成为其特点，如结核性肉芽肿。

6. 炎症的局部表现与全身反应

（1）局部表现：红、肿、热、痛及功能障碍。

（2）全身反应：发热、外周血白细胞增多、单核巨噬细胞系统增生。

7. 炎症的结局 痊愈；迁延不愈；蔓延扩散：局部蔓延，淋巴道播散，血道播散（菌血症、毒血症、败血症、脓毒败血症）。

任务五：课后测试，检验提高

A1 型题

1. 炎症是一种（　　　）

A. 病理状态　　　　　　　B. 病理过程　　　　　　　C. 临床疾病

D. 临床表现　　　　　　　E. 综合征

2. 最常见的致炎因素是（　　　）

A. 生物性因素　　　　　　　B. 物理性因素　　　　　　　C. 化学性因素

D. 免疫性因素　　　　　　　E. 组织坏死

3. 炎症的本质是（　　　）

A. 以损伤为主的反应

B. 出现红、肿、热、痛及功能障碍

C. 以防御为主的病理过程

D. 局部组织发生变质、渗出、增生

E. 以上都不是

4. 炎症介质的主要作用是促进（　　　）

A. 变性、坏死、增生　　　　　　　B. 变质、渗出、增生

C. 血管变化及渗出物形成　　　　　D. 局部物质的代谢紊乱

E. 炎症介质的释放

5. 下列哪种物质在炎症中有致组织损伤的作用（　　　）

A. 缓激肽　　　　　　　　B. 组胺　　　　　　　　C. 溶酶体酶

D. 补体　　　　　　　　　E. 激肽

6. 炎症过程中最早发生的血管变化是（　　　）

A. 动脉性充血，血流加快　　　　　B. 血管通透性增加

C. 静脉性充血，血流变慢　　　　　D. 细动脉短暂收缩，血流减少

E. 血流停滞

7. 炎症过程的中心环节是（　　　）

A. 白细胞的渗出和吞噬　　　B. 白细胞的趋化作用　　　C. 血管反应

D. 血管通透性增加　　　　　E. 以上都不对

8. 构成炎症防御反应最重要的环节是（　　　）

A. 分解代谢亢进　　　　　　B. 白细胞的渗出和吞噬　　　C. 炎症介质形成

D. 血管通透性增加　　　　　E. 血管反应

9. 炎症时血液中的液体成分和部分蛋白通过血管壁进入组织间隙的过程称为
（　　　）

A. 浸润　　　　　　　　　　B. 漏出　　　　　　　　　C. 渗出

D. 扩散　　　　　　　　　　E. 游出

10. 白细胞向着化学刺激物所在的部位做定向移动的现象称为（　　　）

A. 趋化作用　　　　　　　　B. 炎性渗出　　　　　　　C. 吞噬作用

D. 炎性浸润　　　　　　　　E. 白细胞游出

11. 葡萄球菌感染的病灶内最主要的炎症细胞是（　　　）

A. 淋巴细胞　　　　　　　　B. 巨噬细胞　　　　　　　C. 中性粒细胞

D. 浆细胞　　　　　　　　　E. 嗜酸性细胞

12. 在寄生虫感染的病灶中最多见的炎症细胞是（　　　）

A. 淋巴细胞　　　　　　　B. 巨噬细胞　　　　　　　C. 中性粒细胞

D. 浆细胞　　　　　　　　E. 嗜酸性细胞

13. 急性炎性病灶内最多见的是哪种细胞浸润（　　　）

A. 浆细胞　　　　　　　　B. 嗜酸性细胞　　　　　　C. 淋巴细胞

D. 中性粒细胞　　　　　　E. 巨噬细胞

14. 炎症时引起白细胞渗出最重要的因素是（　　　）

A. 血管通透性增加　　　　B. 白细胞游出　　　　　　C. 炎症介质起作用

D. 白细胞的阿米巴运动　　E. 血管内压力增加

15. 炎症病灶中巨噬细胞的主要作用是（　　　）

A. 释放氧自由基　　　　　　　　　B. 释放组胺

C. 吞噬病毒　　　　　　　　　　　D. 吞噬较大的病原体和组织碎片

E. 杀伤寄生虫

16. 炎性渗出物是指（　　　）

A. 水和细胞成分　　　　　　　　　B. 血浆蛋白和细胞成分

C. 液体和电解质成分　　　　　　　D. 炎性介质和中性粒细胞

E. 液体和细胞成分

17. 渗出性炎的分类主要是依据（　　　）

A. 致炎因子的不同　　　　B. 发生组织的不同　　　　C. 渗出物的不同

D. 炎症反应的轻重　　　　E. 渗出液蛋白含量的不同

18. 炎症局部表现的红、肿、热、痛及功能障碍，较为明显的是（　　　）

A. 体表的急性炎症　　　　　　　　B. 实质性脏器的急性炎症

C. 实质性脏器的慢性炎症　　　　　D. 肠黏膜的急性炎症

E. 胸膜的急性炎症

19. 肛周脓肿未向皮肤破溃，但侵入直肠，此时的管道应称为（　　　）

A. 瘘管　　　　　　　　　B. 窦道　　　　　　　　　C. 脓肿

D. 溃疡　　　　　　　　　E. 糜烂

20. 白喉的特征性炎性变化是（　　　）

A. 卡他性炎　　　　　　　B. 表面化脓性炎　　　　　C. 蜂窝织炎

D. 出血性炎　　　　　　　E. 假膜性炎

21. 皮肤Ⅱ度烧伤时出现的水疱为（　　　）

A. 炎性肉芽肿　　　　　　B. 化脓性炎　　　　　　　C. 浆液性炎

D. 纤维蛋白性炎　　　　　E. 变质性炎

22. 急性病毒性肝炎属于（　　　）

A. 渗出性炎　　　　　　　B. 出血性炎　　　　　　　C. 变质性炎

D. 炎性肉芽肿　　　　　　E. 增生性炎

23. 炎性肉芽肿是指（　　　）

A. 巨噬细胞增生形成的结节状病灶　　　　B. 结缔组织增生形成的结节状病灶

C. 肉芽组织形成的结节状病灶　　　　　　D. 淋巴细胞增生形成的结节状病灶

E. 富于血管和细胞的结节状病灶

24. 蜂窝织炎好发于哪些部位（　　　）

A. 骨和软骨　　　　　　　　B. 肝和肾　　　　　　　　C. 皮肤和手掌

D. 皮肤组织、肌肉及阑尾　　E. 胃及十二指肠

25. 脓细胞是（　　　）

A. 病灶中的炎症细胞

B. 化脓性炎症中的吞噬细胞

C. 变性坏死的白细胞

D. 脓液中的所有的细胞

E. 变性坏死的中性粒细胞

26. 脓肿最常见的致病菌是（　　　）

A. 溶血性链球菌　　　　　　B. 草绿色链球菌　　　　　　C. 金黄色葡萄球菌

D. 白色葡萄球菌　　　　　　E. 铜绿假单胞菌

27. 卡他性炎发生的部位为（　　　）

A. 黏膜　　　　　　　　　　B. 浆膜　　　　　　　　　　C. 滑膜

D. 心内膜　　　　　　　　　E. 视网膜

28. 败血症是指（　　　）

A. 细菌入血，血中可查到细菌

B. 毒素入血，血中查不到细菌

C. 化脓菌入血

D. 细菌入血，血中可查到毒素，血中可培养出细菌

E. 以上都不对

29. 假膜性炎症发生在以下哪个部位（　　　）

A. 心包　　　　　　　　　　B. 脑膜　　　　　　　　　　C. 气管

D. 胸膜　　　　　　　　　　E. 腹膜

30. "绒毛心"常为哪种炎症引起（　　　）

A. 浆液性炎　　　　　　　　B. 纤维蛋白性炎　　　　　　C. 化脓性炎

D. 出血性炎　　　　　　　　E. 增生性炎

31. 鼻息肉属于（　　　）

A. 化脓性炎症　　　　　　　B. 急性增生性炎症　　　　　C. 异物肉芽肿

D. 炎性息肉　　　　　　　　E. 炎性假瘤

32. 炎症的全身反应中，单核巨噬细胞系统的增生主要表现为（　　　）

A. 发热　　　　　　　B. 白细胞增多　　　　　　C. 实质脏器的损害

D. 休克　　　　　　　E. 淋巴结、肝、脾肿大

病变辨识题

1. 图 3-18 为急性蜂窝织性阑尾炎镜下观，图中标记的是渗出的哪种炎症细胞_____，蜂窝织炎主要是由何种化脓性细菌所引起_____。

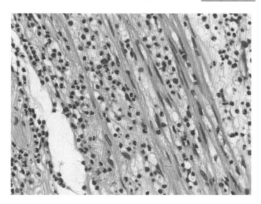

图 3-18　急性蜂窝织性阑尾炎镜下观

A. 中性粒细胞，金黄色葡萄球菌　　　B. 淋巴细胞，溶血性链球菌

C. 中性粒细胞，溶血性链球菌　　　　D. 巨噬细胞，金黄色葡萄球菌

E. 巨噬细胞，溶血性链球菌

2. 图 3-19 为假膜性炎镜下观，假膜性炎是指发生在_____的纤维素性炎症，可见渗出的最主要成分（图中蓝色标记的红染的成分）是_____。

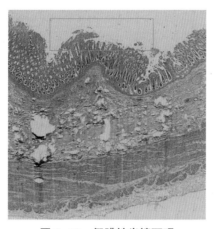

图 3-19　假膜性炎镜下观

A. 浆膜，纤维蛋白　　　　　　　B. 黏膜，纤维蛋白

C. 肺，中性粒细胞　　　　　　　D. 浆膜，中性粒细胞

E. 黏膜，中性粒细胞

任务五
扫码看答案

（王凌霄）

项目四 肿 瘤

学习目标

1. 知识目标
（1）掌握：肿瘤的异型性；良性与恶性肿瘤、癌与肉瘤的主要形态学区别；鳞状细胞癌、腺癌的组织学特征。

（2）熟悉：常见肿瘤的一般形态特点、生长方式和转移途径。

2. 能力目标
（1）能够辨识良、恶性肿瘤的肉眼及镜下病变特点。

（2）能够用疾病的病理变化去分析解释良、恶性肿瘤的临床表现。

3. 素质目标
（1）培养学生实事求是的科学精神。

（2）培养学生积极进行肿瘤健康宣教的意识。

（3）培养学生医者仁心，把人民的生命安全和身体健康放在首位的责任心和职业道德。

任务一：课前诊断

复习与本章实验课程密切相关的解剖学、组织学、生理学及病理学等理论课知识。自我诊断相关知识的储备情况，明确学习目标，增强学习动力，提高实验课堂学习效果。

1~4 题共用题干，观察图 4-1，回答问题。

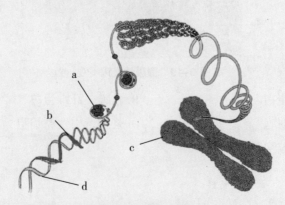

图 4-1 细胞核结构

A. 基因   B. 组蛋白   C. 染色体

D. DNA 双链   E. 线粒体

1. 图中标号 a 表示的细胞核结构名称是（   ）

2. 图中标号 b 表示的细胞核结构名称是（   ）

3. 图中标号 c 表示的细胞核结构名称是（   ）

4. 图中标号 d 表示的细胞核结构名称是（   ）

5. 下列哪项不属于间叶组织（   ）

A. 脂肪细胞   B. 横纹肌   C. 间皮细胞

D. 移行细胞   E. 平滑肌

6~8 题共用题干，观察图 4-2，回答问题。

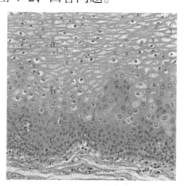

图 4-2 鳞状上皮

A. 角质层   B. 多边形细胞层   C. 基底细胞层

D. 扁平细胞层   E. 真皮细胞

6. 图中标号 a 表示的是鳞状上皮的哪一层结构（   ）

7. 图中标号 b 表示的是鳞状上皮的哪一层结构（   ）

8. 图中标号 c 表示的是鳞状上皮的哪一层结构（   ）

9. 图 4-3 中哪张图片是正常的细胞核分裂图（   ）

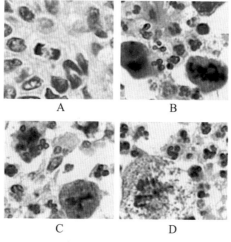

图 4-3 细胞核分裂图

10. 图 4-4 是什么组织（　　　）

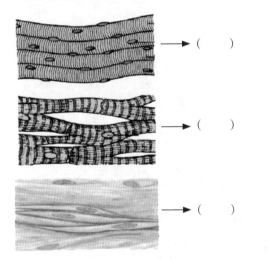

图 4-4　组织

A. 平滑肌　　　　　　　　B. 柱状上皮　　　　　　　　C. 心肌

D. 横纹肌　　　　　　　　E. 骨骼肌

11. 你能区分图 4-5 中箭头分别代表什么组织吗？

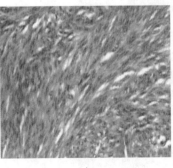

图 4-5　组织结构

→（　　　）

→（　　　）

→（　　　）

A. 心肌　　　　　　　　　B. 骨骼肌　　　　　　　　　C. 平滑肌

D. 弹性纤维　　　　　　　E. 胶原纤维

12. 你能区分平滑肌瘤和正常平滑肌吗？图 4-6 哪个是肿瘤（　　　）

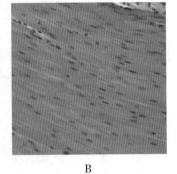

A　　　　　　　　　　　　　　　　B

图 4-6　肿瘤和正常组织

13. 观察图 4-7，将正确答案填写在括号内。

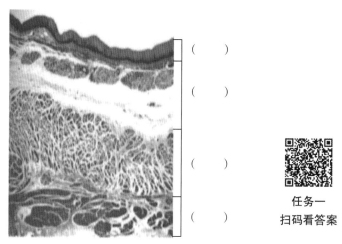

（　　　）

（　　　）

（　　　）

（　　　）

任务一
扫码看答案

图 4-7　食管壁结构

A. 黏膜层　　　　　　　　B. 浆膜层　　　　　　　　C. 黏膜下层

D. 肌层　　　　　　　　　E. 基底层

 任务二：课中实操

一、实验材料

1. **大体标本**　Ⅳ-1 皮肤乳头状瘤；Ⅳ-2 卵巢浆液性囊腺瘤；Ⅳ-3 卵巢黏液性囊腺瘤；Ⅳ-4 结肠腺瘤；Ⅳ-5 乳腺纤维瘤；Ⅳ-6 皮下脂肪瘤；Ⅳ-7 子宫平滑肌瘤；Ⅳ-8 畸胎瘤；Ⅳ-9 皮肤鳞状上皮细胞癌；Ⅳ-10 阴茎鳞状上皮细胞癌；Ⅳ-11 食管鳞状上皮细胞癌；Ⅳ-12 大肠腺癌；Ⅳ-13 乳腺癌；Ⅳ-14 肾盂移行上皮细胞癌；Ⅳ-15 子宫平滑肌肉瘤；Ⅳ-16 骨肉瘤；Ⅳ-17 肠系膜淋巴瘤；Ⅳ-18 肾母细胞瘤；Ⅳ-19 视网膜母细胞瘤；Ⅳ-20 肝转移性黑色素瘤。

2. **组织切片**　肿 1 食管鳞状上皮细胞癌；肿 3 皮肤鳞状上皮乳头状瘤；肿 4 大肠腺癌；肿 5 子宫平滑肌瘤；肿 6 平滑肌肉瘤。

二、实验内容

（一）大体标本观察

1. **Ⅳ-1 皮肤乳头状瘤**　乳头状肿物 1 个，核桃大，突出于皮肤表面，其基底有一细蒂与皮肤相连。切面肿物表面为乳头状增生的上皮组织，中心部为灰白色结缔组织间质（图 4-8）。

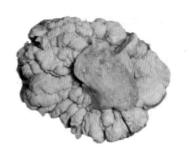

图 4-8　皮肤乳头状瘤

2. Ⅳ-2 卵巢浆液性囊腺瘤　肿瘤为囊状，单房，已切开，淡黄色的浆液已流出。囊壁表面光滑，壁薄，囊壁内面有成簇的小乳头增生，呈小菜花状（图 4-9）。

3. Ⅳ-3 卵巢黏液性囊腺瘤　卵巢黏液性囊腺瘤为多房性，表面光滑，切面有许多大小不等的囊腔，腔内充满了灰白色半透明的黏液（固定后凝固成胶冻状）（图 4-10）。

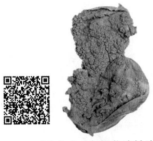
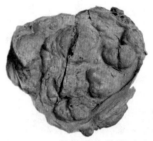

图 4-9　卵巢浆液性囊腺瘤　　　　图 4-10　卵巢黏液性囊腺瘤

4. Ⅳ-4 结肠腺瘤　结肠黏膜表面见多个大小不等的息肉状肿瘤，基底部有蒂与肠壁相连，可活动，息肉周围的肠黏膜光滑（图 4-11）。

5. Ⅳ-5 乳腺纤维瘤　圆形结节状肿物，被膜完整。切面灰白色，质韧，可见交错的编织状结构（图 4-12）。

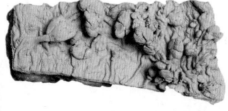
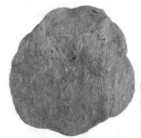

图 4-11　结肠腺瘤　　　　　　图 4-12　乳腺纤维瘤

6. Ⅳ-6 皮下脂肪瘤　肿瘤外观呈分叶状，表面光滑、质软，有灰白色菲薄被膜。切面为黄色脂肪组织，隐约可见纤维结缔组织间隔（图 4-13）。

7. Ⅳ-7 子宫平滑肌瘤　标本为全切的子宫，子宫体积明显增大，宫腔已切开。子宫壁有多个结节状肿物，结节大小不一，边界清楚，切面呈灰红色，可见肌纤维排列呈旋涡状（图 4-14）。

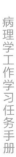

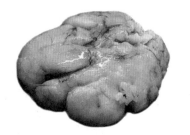
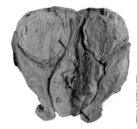

图4-13 皮下脂肪瘤 图4-14 子宫平滑肌瘤（大体）

8. Ⅳ-8 畸胎瘤　卵巢表面附有输卵管。肿瘤呈囊状，表面光滑，已切开。囊内充满油脂物，油脂物已去除，部分囊壁向囊腔内增厚形成头结，头结上可见毛发及牙齿（图4-15）。

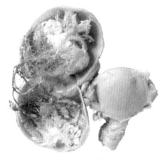

图4-15 畸胎瘤

9. Ⅳ-9 皮肤鳞状上皮细胞癌　肿瘤突出于皮肤表面，呈菜花状，表面有小溃疡形成。切面呈灰白色，质韧，基底宽，不活动，与周围组织物界线明显，瘤组织向真皮呈浸润性生长（图4-16）。

10. Ⅳ-10 阴茎鳞状上皮细胞癌　阴茎龟头因肿瘤的生长而增大、变形。肿瘤呈菜花状，灰白色，质脆，有坏死。切面可见灰白色癌组织侵犯阴茎组织，与正常组织界线不清（图4-17）。

扫码看视频

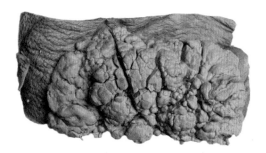
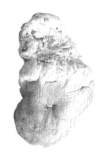

图4-16 皮肤鳞状上皮细胞癌 图4-17 阴茎鳞状上皮细胞癌

11. Ⅳ-11 食管鳞状上皮细胞癌　食管一段，已切开，可见食管黏膜肿瘤。肿瘤突出于食管黏膜表面，呈不规则的蕈伞状，表面有出血坏死，部分区域有溃疡形成（图4-18）。

12. Ⅳ-12 大肠腺癌　大肠一段，已切开，癌组织呈盘状，向肠腔内突出，灰白色，质脆，表面凹凸不平，可见坏死及破溃。切面见癌组织向肠壁呈浸润性生长，使肠壁增厚，肠腔狭窄（图4-19）。

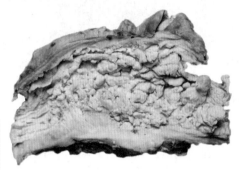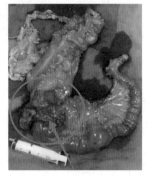

图4-18　食管鳞状上皮细胞癌（大体）　　　图4-19　大肠腺癌（大体）

13. IV-13 乳腺癌　皮肤呈橘皮样外观，乳头凹陷。切面灰白色癌组织与周围组织分界不清，质地较硬，无被膜。癌组织形状不规则，呈蟹足状伸向脂肪组织，并与脂肪组织交织在一起（图4-20）。

14. IV-14 肾盂移行上皮细胞癌　标本为手术切除的肾脏，行冠状切开。见肿瘤组织呈灰白色乳头状或绒毛状，并从肾盂黏膜开始向输尿管、肾盏、肾实质呈浸润性生长（图4-21）。

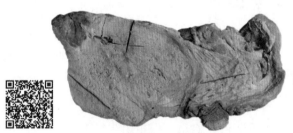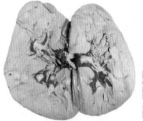

图4-20　乳腺癌　　　　　　　图4-21　肾盂移行上皮细胞癌

15. IV-15 子宫平滑肌肉瘤　标本为手术切除的子宫壁肿瘤，肿瘤界线清楚，但无被膜。切面呈灰白色，部分区域有黏液变性（图4-22）。

16. IV-16 骨肉瘤　股骨下端肿瘤，肿瘤由骨膜处向外生长，灰白色，质硬，破坏正常骨组织，并向软组织内呈浸润性生长（图4-23）。

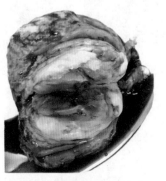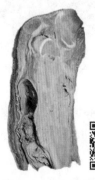

图4-22　子宫平滑肌肉瘤　　　图4-23　骨肉瘤

17. IV-17 肠系膜淋巴瘤　肠系膜一段，其上见多个大小不等的淋巴结（均比正常淋巴结大），界线清楚，切面灰白，质均匀如鱼肉状。部分淋巴瘤组织融合并向周围脂肪组织浸润，肿瘤边界不清（图4-24）。

18. IV-18 肾母细胞瘤　手术切除的肾脏，切面见一6cm×9cm×11cm大小的肿瘤，侵犯肾大部，可见不完整的被膜，瘤组织呈灰白色，质地均匀，部分区域可见出血、坏死、囊性变（图4-25）。

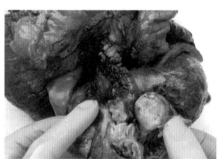

图4-24　肠系膜淋巴瘤　　　　图4-25　肾母细胞瘤

19. IV-19 视网膜母细胞瘤　手术摘除的眼球，视网膜上见灰白色结节状肿物，质地柔软如脑髓，表面有小出血点及坏死（图4-26）。

20. IV-20 肝转移性黑色素瘤　肝脏切面见多个黑色小结节，边界不清，无被膜（图4-27）。

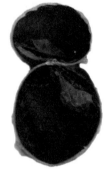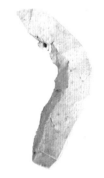

图4-26　视网膜母细胞瘤　　图4-27　肝转移性黑色素瘤

（二）切片标本观察

1. 肿1 食管鳞状上皮细胞癌　①低倍镜下：见大小不等、形态不一的癌细胞团（即癌巢），与周围结缔组织间质界线清楚，并浸润至肌层组织。②高倍镜下：分化好的癌巢中心可见角化珠，分化差的癌巢无角化珠及细胞间桥，细胞异型性明显。间质中可见淋巴细胞和浆细胞等（图4-28）。

2. 肿3 皮肤鳞状上皮乳头状瘤　鳞状上皮呈乳头状生长，瘤细胞分化较好。乳头轴心为纤维结缔组织和血管。①低倍镜下：见树枝样突起，每个突起即为一个乳头。

乳头表面由增生的鳞状上皮覆盖，乳头中心为纤维组织、血管。②高倍镜下：选纵切的乳头观察其结构，构成肿瘤实质的各层细胞排列整齐，形态与正常鳞状上皮相似。瘤细胞分化成熟，呈多边形，层次清楚，异型性小（图4-29）。

扫码看视频

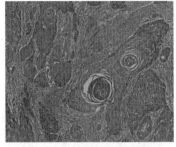 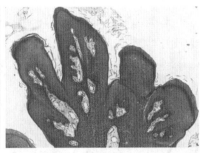

图 4-28　食管鳞状上皮细胞癌（切片）　　图 4-29　皮肤鳞状上皮乳头状瘤

3.**肿 4 大肠腺癌**　①低倍镜下：癌细胞成片排列，形成大小不等、形态不规则的腺管样结构，并侵及黏膜下层、肌层，甚至浆膜层。②高倍镜下：癌细胞多呈柱状或立方状，细胞大小不一，核大小不一，核大深染，并可见较多核分裂和病理性核分裂象（图4-30）。

4.**肿 5 子宫平滑肌瘤**　肿瘤有被膜，瘤细胞成束走行，相互编织。瘤细胞在形态上与正常的平滑肌细胞相似，呈梭形，胞质红染，胞核多为两端钝圆的杆状，无异型性（图4-31）。

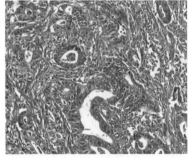 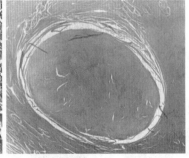

图 4-30　大肠腺癌（切片）　　　　图 4-31　子宫平滑肌瘤（切片）

5.**肿 6 平滑肌肉瘤**　瘤细胞似平滑肌细胞，呈长梭形，聚集成束，纵横交错排列或杂乱排列，间质血管丰富。高倍镜下：瘤细胞有明显异型性，大小不等，形态不一，可呈长梭形、短梭形、圆形、卵圆形或不规则形，细胞核增大且大小不等，染色质增多，颗粒粗糙，核仁明显，可见病理性核分裂象。纤维间质含量少（图4-32）。

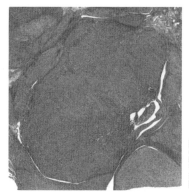

图 4-32　平滑肌肉瘤

任务三：课后拓展

　　患者，女，36 岁，患慢性宫颈炎多年，宫颈糜烂，宫颈活检报告"上皮瘤瘤变Ⅲ级"。病例诊断见图 4-33。

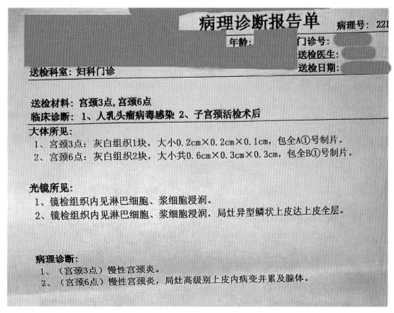

图 4-33　病理诊断报告单

完成以下工作任务：

（1）患者的病理学活检结果与宫颈慢性炎症有何关联?

（2）患者的原发病因最可能是什么?

（3）对于该患者从治疗上应该如何做?

防治肿瘤，重视"三早"

癌症，是让人谈之色变的话题。

但其实癌症离我们并不远，我国国家癌症中心2022年2月发布的报告显示，2016年我国癌症新发病例约406.4万，即平均每天有1万多人被诊断为癌症。

癌症的治疗重在"三早"，"三早"是提高癌症治愈率的制胜法宝。

"三早"即早期发现、早期诊断、早期治疗，早期发现是癌症防治的关键。

做好肿瘤的早期发现，要注意以下几点：

（1）健康人群的定期健康体检，每年至少一次。目前临床上绝大多数无任何症状的早期癌症，都是通过健康体检发现的。

（2）高危人群的定期筛查或癌症普查，每年一到两次。比如：肝癌的高危人群（年龄45岁以上，有慢性肝病病史，尤其是慢性乙肝、肝硬化、酒精肝，酗酒，有肝癌家族史等），每半年或一年检查一次腹部B超、甲胎蛋白等。

（3）出现有关癌症的可能的早期症状、不明症状或表现时，及时到医院尤其是肿瘤专科进行相关检查，以便及时、早期发现。

任务四：重点知识归纳

1.**肿瘤的概念**　肿瘤是机体在各种致瘤因素作用下，在基因水平上失去了对细胞生长的正常调控，导致克隆性异常增生而形成的新生物。

2.**克隆性增生**　一个肿瘤的细胞群体，是由发生了肿瘤性转化的一个细胞反复分裂而产生的子代细胞所组成的，这种现象称为克隆性增生。

3.**肿瘤性增生与非肿瘤性增生的区别**　①肿瘤性增生与机体不协调，对机体有害；②肿瘤性增生一般是克隆性的；③肿瘤细胞的形态、代谢和功能均有异常，不同程度地失去分化成熟的能力；④肿瘤细胞生长旺盛，失去控制，具有相对自主性，即使引起肿瘤性增生的初始因素已消除，仍能持续生长。

4.**肿瘤的大体形态**　包括肿瘤的形状、数目、体积、颜色、质地等。

5.**肿瘤的组织形态**

（1）肿瘤的实质：是肿瘤细胞的总称，也是肿瘤的主要成分，决定了肿瘤的生物学特性，是对肿瘤进行分类和命名的依据，临床上根据其分化程度和异型性大小来确定肿瘤的良、恶性和恶性肿瘤的恶性程度。

（2）肿瘤的间质：主要由结缔组织和血管组成，有时还有淋巴管。肿瘤间质无特异性，对肿瘤的实质有支持和营养作用。

6. **肿瘤的异型性**　肿瘤组织在细胞形态和组织结构上，都与其起源的正常组织有不同程度的差异，这种差异称为异型性。

7. **间变**　指恶性肿瘤细胞缺乏分化，异型性非常显著。

8. **肿瘤的分化**　指肿瘤细胞和组织与其起源的成熟细胞和组织的相似程度。相似程度越大，与起源组织越接近，分化程度越高，异型性越小，多见于良性肿瘤；反之，则异型性越大。

9. **肿瘤的生长速度**　良性肿瘤成熟程度高，因此生长缓慢；恶性肿瘤成熟程度低，分化差，生长较快，且恶性程度越高，生长速度越快。

10. **与肿瘤细胞生长速度有关的因素**　如生长分数、瘤细胞的生成与丢失、肿瘤血管形成等。

11. **肿瘤的生长方式**

（1）膨胀性生长：是大多数良性肿瘤的生长方式。肿瘤逐渐增大，宛如逐渐膨胀的气球，推开或挤压四周组织。

（2）浸润性生长：为大多数恶性肿瘤的生长方式。肿瘤生长迅速，并向周围浸润，破坏周围组织，像树根长入土壤一样。

（3）外生性生长：发生在体表、体腔或自然管道表面的肿瘤，常向表面生长，形成突起的乳头状、息肉状、蕈伞状、菜花状新生物，称为外生性生长。良性和恶性肿瘤都可呈外生性生长。

12. **肿瘤的扩散**　指呈浸润性生长的肿瘤向周围组织直接蔓延或经由一定途径扩散到身体其他部位。这是恶性肿瘤的主要特征。

（1）直接蔓延：指恶性肿瘤连续不断地浸润、破坏周围组织器官的生长方式。瘤细胞可连续不断地沿着组织间隙、淋巴管、血管或神经束膜侵入并破坏邻近正常组织或器官，并继续生长。

（2）转移：指恶性肿瘤细胞从原发部位侵入淋巴管、血管或体腔，迁徙到他处继续生长，形成与原发瘤性质相同的肿瘤，这个过程称为转移，所形成的肿瘤称为转移瘤或继发瘤。

13. **肿瘤的转移途径**

（1）淋巴道转移：瘤细胞侵入淋巴管后，随淋巴流到达局部淋巴结，聚集于边缘窦，继续增殖发展为淋巴结内转移瘤。恶性肿瘤多经淋巴道转移。

（2）血道转移：恶性肿瘤细胞侵入血管后，可随血流到达远隔器官继续生长，形成转移瘤。肉瘤多经血道转移。

（3）种植性转移：当发生在体腔内器官的恶性肿瘤蔓延至器官表面时，瘤细胞可脱落，像播种一样种植在体腔内各器官的表面，形成转移瘤，这一过程称为种植性转移。种植性转移多见于腹腔内的恶性肿瘤。

14. 肿瘤对机体的影响

（1）良性肿瘤对机体的影响：

1）局部压迫和阻塞：局部压迫和阻塞是良性肿瘤对机体的主要影响，如消化道良性肿瘤（如突入管腔的平滑肌瘤）可引起肠梗阻或肠套叠。

2）继发性改变：良性肿瘤也可发生继发性改变，并对机体造成不同程度的影响，但是远比恶性肿瘤少。如卵巢囊腺瘤发生蒂扭转，使瘤体坏死出血，引起急腹症。

3）激素增多症状：内分泌腺发生的良性肿瘤，因某种激素分泌过多而对全身产生影响，如垂体前叶腺瘤可分泌大量的生长激素可引起巨人症或肢端肥大症。

（2）恶性肿瘤对机体的影响：除了局部压迫和阻塞外还有以下后果。

1）破坏器官结构和功能：恶性肿瘤能破坏原发部位及浸润和转移部位器官的结构和功能。

2）继发改变：恶性肿瘤可因浸润、坏死而并发溃疡、出血、穿孔、感染、疼痛等。

3）恶病质：恶性肿瘤晚期患者可发生严重消瘦、乏力、贫血、全身衰竭、皮肤干枯呈黄褐色，称恶病质。

4）异位内分泌综合征：一些非内分泌腺发生的肿瘤能产生和分泌激素或激素类物质，引起内分泌紊乱而出现相应的临床症状，称为异位内分泌综合征。

5）副肿瘤综合征：由于肿瘤的产物（包括异位激素产生）或异常免疫反应（包括交叉免疫、自身免疫、免疫复合物沉着等）或其他不明原因，引起内分泌、神经、消化、造血、骨关节、肾脏及皮肤等系统发生病变，出现相应临床表现，称为副肿瘤综合征。

15. 肿瘤的命名

（1）良性肿瘤的命名：上皮和间叶组织的良性肿瘤都是起源组织名称＋"瘤"。

（2）恶性肿瘤的命名：

1）上皮组织的恶性肿瘤：起源组织名称＋"癌"。

2）间叶组织的恶性肿瘤：起源组织名称＋"肉瘤"。

3）癌肉瘤：一个肿瘤中既有癌的成分又有肉瘤的成分时则称为癌肉瘤。

（3）特殊命名：如白血病等。

（4）转移肿瘤的命名：转移瘤的命名常采用"肿瘤所在部位＋转移性＋原发肿瘤组织来源"的形式，如肺内转移性鳞状细胞癌、淋巴结内转移性腺癌等。

16. 良、恶性肿瘤的鉴别　参考教材。

17. 癌与肉瘤的鉴别　参考教材。

18. 癌前病变　指某些具有癌变潜在可能性的良性病变，如长期存在，有少数病例可能转变为癌。

19. 非典型增生　指皮肤、黏膜表面被覆的鳞状上皮细胞增生活跃并出现一定的异型性，但还不足以诊断为癌。光镜下见细胞增生活跃，层次增多，排列紊乱，极性消失，细胞大小不等，形态多样，核大而深染，核质比增大，核分裂增多，但多为正常核分裂象。

20. **原位癌** 指累及黏膜上皮或皮肤表皮全层的早期癌。

21. **癌巢** 指癌实质细胞形成的癌细胞团块，与间质的界线清楚。

22. **角化珠** 指癌巢中央层状的呈同心圆状的角化物质，也称癌珠。

23. **腺癌** 由腺体、导管或分泌上皮发生的恶性肿瘤，分化较好，有腺样结构。

24. **实性癌** 由腺体、导管或分泌上皮发生的恶性肿瘤，低分化，形成实体癌巢。根据癌实质与间质的比例又分为硬癌和髓样癌。间质结缔组织多，癌巢小而少，质地硬，称为硬癌；癌巢较大而多，间质结缔组织相对较少，并伴有较丰富的淋巴细胞浸润，质软如脑髓，称为髓样癌。

25. **印戒细胞癌** 为黏液腺癌，镜下黏液聚积在癌细胞内，将核挤向一侧，细胞呈印戒状，故称为印戒细胞癌。

26. **Codman 三角** 骨肉瘤的瘤组织向周围软组织内生长，形成梭形肿块。肿块内可形成放射状新生骨小梁，与骨干纵轴垂直或斜行，X 线片上形成日光放射状条纹。此外，在肿瘤与正常组织交界处之上下两端，当肿瘤突破骨皮质后，可将骨外膜掀起，并刺激骨膜形成新生骨，呈三角形隆起，在 X 线片上称为 Codman 三角。

 任务五：课后测试，检验提高

1.A1 型题

1. 关于肿瘤的描述，哪一项是错误的（　　　　）

A. 恶性肿瘤多呈浸润性生长　　　　　　B. 肉瘤常经血道转移

C. 癌比肉瘤常见　　　　　　　　　　　D. 凡称为"瘤"的都是良性肿瘤

E. 癌多发生于中老年人

2. 癌与肉瘤的根本区别是（　　　　）

A. 发病年龄　　　　　　B. 组织来源　　　　　　C. 转移途径

D. 生长方式　　　　　　E. 对机体的危害

3. 下列良性肿瘤中哪一种呈浸润性生长（　　　　）

A. 甲状腺腺瘤　　　　　　B. 平滑肌瘤　　　　　　C. 血管瘤

D. 表皮乳头状瘤　　　　　E. 脂肪瘤

4. 原位癌是指（　　　　）

A. 未发生转移的癌　　　　　　　　　B. 侵袭深度＜5mm 的癌

C. 未突破基底膜的上皮层内的癌　　　D. 原发部位的癌

E. 早期癌

5. 肿瘤血道转移最常累及的器官是（　　　　）

A. 肺和肝　　　　　　B. 肝和肾　　　　　　C. 脾和肝

D. 肺和脑　　　　　　　　　　E. 脑和脾

6. 恶性肿瘤血道转移的确切依据是（　　　）

A. 瘤细胞侵入血管内

B. 瘤细胞侵入淋巴管内

C. 远隔器官内瘤细胞栓塞

D. 血液中发现肿瘤细胞

E. 远隔器官内形成与原发瘤同样组织类型的肿瘤

7. 肿瘤性增生与炎性增生重要的区别是（　　　）

A. 细胞增生活跃　　　　　　　　　B. 可见核分裂象

C. 增生的细胞有异型性　　　　　　D. 生长速度快

E. 常形成肿块

8. 关于癌前疾病，正确的描述是（　　　）

A. 具有癌变潜在可能性的良性肿瘤　　B. 癌变前的良性肿瘤

C. 具有癌变潜在可能性的良性病变　　D. 已发生癌变的良性肿瘤

E. 癌变前必然出现的病变

9. 肿瘤的异型性是指（　　　）

A. 不同类型肿瘤之间的差异

B. 肿瘤内不同瘤细胞亚克隆生物学行为的差异

C. 不同类型瘤细胞形态上的差异

D. 肿瘤组织与起源正常组织之间的差异

E. 良性与恶性肿瘤之间的差异

10. 诊断恶性肿瘤的依据是（　　　）

A. 迅速增大的肿块　　　　B. 疼痛　　　　　　　C. 细胞异型性

D. 局部淋巴结肿大　　　　E. 恶病质

11. 恶性肿瘤最重要的生物学特征是（　　　）

A. 切除后复发　　　　　　B. 出血坏死　　　　　C. 出现转移

D. 肿瘤边界不清　　　　　E. 体积较大

12. 下列哪种形态是癌的可能性最大（　　　）

A. 菜花状　　　　　　　　B. 火山口状溃疡　　　C. 息肉状

D. 乳头状　　　　　　　　E. 分叶状

13. 肺癌一般不会转移至（　　　）

A. 骨　　　　　　　　　　B. 脑　　　　　　　　C. 心

D. 肝　　　　　　　　　　E. 肾

14. 良性肿瘤的异型性主要表现在（　　　）

A. 瘤组织结构紊乱　　　　　　　　　B. 细胞异型性

C. 瘤细胞核的多形性   D. 瘤组织中出现病理核分裂

E. 瘤细胞的核质比增大

15. 患者，女，45 岁，左乳腺癌 6 个月，近日发现左腋下淋巴结肿大，最大的可能是（   ）

A. 乳腺癌直接蔓延   B. 淋巴结炎   C. 淋巴管炎

D. 癌淋巴结转移   E. 恶性淋巴瘤

16. 癌症是（   ）

A. 所有恶性肿瘤的统称   B. 所有肿瘤的统称

C. 癌肉瘤的统称   D. 上皮组织发生的恶性瘤的统称

E. 间叶组织发生的恶性瘤的统称

17. 肿瘤的实质是指（   ）

A. 神经组织   B. 纤维组织   C. 血管

D. 肿瘤细胞   E. 浸润的炎症细胞

18. 下述病变中几乎不会癌变的是（   ）

A. 黏膜白斑   B. 慢性溃疡性结肠炎

C. 结肠多发性息肉状腺瘤   D. 乳腺纤维囊性变

E. 十二指肠溃疡

19. 下列对于肿瘤的叙述错误的是（   ）

A. 肿瘤组织具有异常形态、代谢和功能   B. 局部组织增生所形成的肿块

C. 肿瘤具有不同程度的异型性   D. 肿瘤不一定形成局部肿块

E. 肿瘤对机体有害无益

20. 交界性肿瘤是指（   ）

A. 介于良性和恶性之间的肿瘤   B. 癌前病变

C. 同时具有癌和肉瘤结构的肿瘤   D. 发生于表皮和真皮交界处的肿瘤

E. 以上都不是

21. 下列哪种肿瘤无血管及间质（   ）

A. 葡萄胎   B. 恶性葡萄胎   C. 绒毛膜癌

D. 血管瘤   E. 骨肉瘤

22. 良性肿瘤对机体的影响主要取决于（   ）

A. 生长方式   B. 生长部位   C. 生长速度

D. 有无复发   E. 有无转移

23. 关于肿瘤的间质说法正确的是（   ）

A. 不具有特异性   B. 具有特异性   C. 不含有血管

D. 任何肿瘤都有间质   E. 神经丰富

24. 胃癌癌细胞穿透浆膜脱落于腹膜上继续生长形成转移瘤，称为（   ）

A. 远处转移   B. 种植性转移   C. 血道转移

D. 直接蔓延   E. 淋巴道转移

25. 肿瘤的特性取决于（　　　　）

A. 肿瘤的生长部位   B. 肿瘤的生长速度   C. 肿瘤的生长方式

D. 肿瘤的实质   E. 肿瘤的间质

26. 肿瘤细胞分化程度越高，（　　　　）

A. 肿瘤的恶性程度越低   B. 对放射治疗越敏感   C. 肿瘤转移越早

D. 预后越差   E. 肿瘤细胞的异型性越大

27. 纤维组织来源的恶性肿瘤应命名为（　　　　）

A. 恶性纤维瘤   B. 纤维肉瘤   C. 纤维瘤

D. 纤维母细胞瘤   E. 恶性纤维组织细胞瘤

28. 胃肠道的恶性肿瘤经血道首先转移到（　　　　）

A. 肺   B. 淋巴结   C. 肝

D. 骨   E. 脑

29. 目前诊断肿瘤最可靠的方法是（　　　　）

A. 细胞学检查法   B. 活体组织检查法   C. 彩色超声检查法

D. 磁共振检查法   E.CT 检查法

30. 恶性肿瘤最常见的致死原因是（　　　　）

A. 心力衰竭   B. 感染   C. 脑出血

D. 肺梗死   E. 肝性脑病

31. 主要诱发肝癌的致癌物是（　　　　）

A. 黄曲霉素   B. 9，10- 二甲基苯蒽   C. 乙萘胺

D. 联苯胺   E. 3，4- 苯并芘

32. 目前认为肿瘤发生机制中的关键问题是（　　　　）

A. 原癌基因的激活和抑癌基因的失活   B. 免疫功能降低

C. 内分泌功能紊乱   D. 抑癌基因激活和癌基因失活

E. 致癌物与促癌物的协同作用

33. 肉瘤的转移途径主要是（　　　　）

A. 直接蔓延   B. 血道转移   C. 淋巴道转移

D. 种植性转移   E. 医源性转移

34. Krukenberg 瘤的本质是（　　　　）

A. 直肠腺癌   B. 卵巢癌   C. 胃黏液腺癌

D. 乳腺癌   E. 肾细胞癌

35. 腺癌与实体癌的区别在于（　　　　）

A. 间质的多少   B. 是否有腺腔样结构形成

C. 是否有癌巢形成　　　　　　　　　　D. 发生的部位

E. 生长的速度

36. 下述哪一项不符合肉瘤的特征（　　　）

A. 为间叶组织发生的恶性肿瘤

B. 发病人群多为青少年

C. 切面灰红鱼肉状

D. 肉瘤细胞弥漫分布，与间质分界清楚

E. 多由血道转移

37. 下列哪一项符合畸胎瘤的特性（　　　）

A. 良性肿瘤　　　　　　　B. 由三个胚层组成　　　　　C. 发生于卵巢或睾丸

D. 有囊腔形成　　　　　　E. 不发生转移

38. 下列哪一种是上皮组织源性肿瘤（　　　）

A. 平滑肌瘤　　　　　　　B. 纤维瘤　　　　　　　　　C. 乳头状瘤

D. 畸胎瘤　　　　　　　　E. 血管瘤

39. 高分化鳞癌的组织学特点是（　　　）

A. 癌巢与间质分界清楚　　　　　　　　B. 癌巢周围有网状纤维围绕

C. 癌细胞似鳞状上皮细胞　　　　　　　D. 有癌巢形成

E. 癌巢中央出现角化珠

40. 下列哪一种肿瘤的恶性型不能归入肉瘤（　　　）

A. 平滑肌瘤　　　　　　　B. 纤维瘤　　　　　　　　　C. 骨瘤

D. 血管瘤　　　　　　　　E. 腺瘤

41. 下列良性肿瘤中哪一种易发生癌变（　　　）

A. 膀胱乳头状瘤　　　　　B. 皮肤乳头状瘤　　　　　　C. 多形性腺瘤

D. 甲状腺乳头状瘤　　　　E. 乳腺腺瘤

42. 关于基底细胞癌特点的描述错误的是（　　　）

A. 好发于面部　　　　　　B. 少发生转移　　　　　　　C. 多见于老年人

D. 对放射治疗敏感　　　　E. 发生缓慢，不形成溃疡

43. 下述哪项是恶性肿瘤的主要诊断依据（　　　）

A. 肿瘤界线不清　　　　　B. 肿瘤有出血坏死　　　　　C. 肿瘤生长迅速

D. 肿瘤发生转移　　　　　E. 肿瘤切除后复发

44. 胫骨上端一巨大肿块，切面鱼肉状，已侵犯骨组织，镜检瘤细胞异型性明显，梭形或多边形，由肿瘤性骨样组织形成，拟诊断为（　　　）

A. 纤维肉瘤　　　　　　　B. 横纹肌肉瘤　　　　　　　C. 骨肉瘤

D. 脂肪肉瘤　　　　　　　E. 纤维瘤

45. 下列哪一项不属于硬癌特征（　　　）

A. 肉眼呈灰白色，质硬　　　　　　　　B. 间质成分多

C. 发生于柱状上皮或腺上皮　　　　　　D. 实质不形成腺腔样结构

E. 细胞分化好，很少发生转移

46. 下列哪一项不是纤维腺瘤的特点（　　　）

A. 属于混合瘤　　　　　　　　　　　B. 由上皮及纤维组织构成

C. 好发于乳腺　　　　　　　　　　　D. 瘤实质无腺腔形成

E. 有被膜

47. 关于黏液腺癌的描述，下列哪项不正确（　　　）

A. 是一种低分化腺癌　　　　　　　　B. 可有不同程度的黏液池形成

C. 可有印戒细胞　　　　　　　　　　D. 肉眼往往呈半透明的胶冻状

E. 预后较好

48. 来源于间叶组织的恶性肿瘤是（　　　）

A. 纤维肉瘤　　　　　B. 恶性黑色素瘤　　　　　C. 霍奇金淋巴瘤

D. 癌肉瘤　　　　　　E. 甲状腺乳头状癌

49. 关于恶性肿瘤细胞核的异型性，下列哪项说法是错误的（　　　）

A. 核固缩、核碎裂、核溶解　　　　　B. 核质比失调

C. 核的形状不规则　　　　　　　　　D. 核仁肥大

E. 核分裂象增多，可有病理性核分裂象

50. 下列哪项不是真正的肿瘤（　　　）

A. 霍奇金淋巴瘤　　　　B. 白血病　　　　　　C. 结核瘤

D. Ewing 肉瘤　　　　　E. 黑色素瘤

病变辨识题

1. 图 4-34 为鳞状上皮乳头状瘤镜下观，图中 1、2 分别指的是（　　　）。

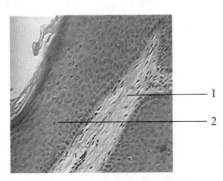

图 4-34　鳞状上皮乳头状瘤镜下观

A. 肿瘤实质，肿瘤间质　　　　　　　B. 肿瘤间质，肿瘤实质

C. 癌巢，癌结节　　　　　　　　　　D. 癌结节，癌巢

E. 肿瘤细胞，间质

2. 图 4-35 为鳞状上皮癌镜下观，图中 1、2、3 分别指（　　　）。

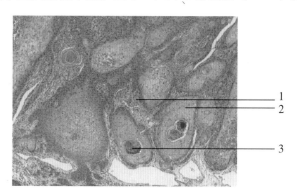

图 4-35　鳞状上皮癌镜下观

A. 肿瘤实质，癌巢，角化珠　　　　　B. 肿瘤间质，癌巢，角化珠

C. 癌巢，肿瘤间质，癌珠　　　　　　D. 肿瘤间质，角化珠，血管

E. 实质，肿瘤细胞，角化珠

任务五
扫码看答案

（亢春彦）

项目五　心血管系统疾病

 学习目标

1. 知识目标

（1）掌握：动脉粥样硬化的基本病理变化；冠状动脉及脑动脉粥样硬化的病变特点，以及冠状动脉性心脏病的类型、病变及其后果；原发性高血压、风湿病的分期及各期病变特点；风湿病受累脏器的病变特点；慢性心瓣膜病的病变特点及其对血流动力学的影响和心脏变化。

（2）熟悉：亚急性感染性心内膜炎的病变特点及其后果。

2. 能力目标

（1）能够辨识常见的心血管疾病肉眼及镜下病变特点。

（2）能够用疾病的病理变化去分析解释疾病的临床表现。

3. 素质目标

（1）培养学生实事求是的科学精神。

（2）培养学生对常见心血管疾病健康的宣教意识。

（3）培养学生医者仁心，把人民的生命安全和身体健康放在首位的责任心和职业道德。

任务一：课前诊断

复习与本章实验课程密切相关的解剖学、组织学、生理学及病理学等理论课知识。自我诊断相关知识的储备情况，明确学习目标，增强学习动力，提高实验课堂学习效果。

1. 图 5-1 是大脑半球的动脉分支。从大脑中动脉起始段发出，营养基底核和内囊，有"出血动脉"之称的是_____。

A. 颈内动脉

B. 豆纹动脉

C. 椎动脉

D. Willis 动脉

E. 基底动脉

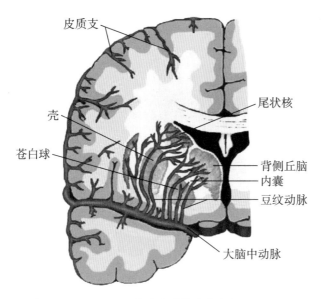

图 5-1　大脑半球的动脉分支

2. 图 5-2 是冠状动脉及其分支。

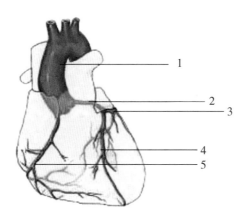

图 5-2　冠状动脉及其分支

A. 主动脉　　　　　　　B. 左冠状动脉　　　　　　C. 右冠状动脉

D. 左冠状动脉前降支　　E. 左冠状动脉左旋支

（1）图中标号 1 表示的血管名称是（　　　　）

（2）图中标号 2 表示的血管名称是（　　　　）

（3）图中标号 3 表示的血管名称是（　　　　）

（4）图中标号 4 表示的血管名称是（　　　　）

（5）图中标号 5 表示的血管名称是（　　　　）

3. 图 5-3 是动脉血管。

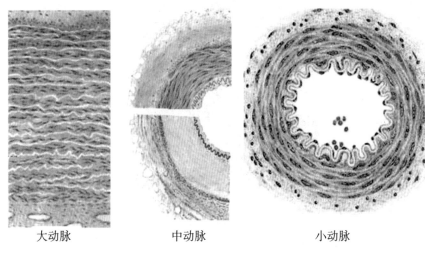

| 大动脉 | 中动脉 | 小动脉 |

图 5-3　动脉血管

动脉血管管壁由内向外一般分为内膜、中膜和外膜三层。大动脉中膜内含有大量的弹性纤维，故又称＿＿＿＿＿＿＿；中动脉中膜含有大量平滑肌，故又称＿＿＿＿＿＿＿；小动脉管径 0.3~1mm，中膜含 3~9 层平滑肌，平滑肌收缩时，可明显改变管径大小，对血流量及血压的调节起重要作用，故又称＿＿＿＿＿＿＿；微动脉管径一般小于 0.3mm，各层均薄，中膜含 1~2 层＿＿＿＿＿＿＿。

A. 弹力血管，平滑肌血管，调节血管，平滑肌

B. 肌性动脉，弹力动脉，阻力动脉，平滑肌

C. 弹性动脉，肌性动脉，外周阻力血管，平滑肌

D. 弹力血管，调节血管，平滑肌血管，平滑肌

E. 弹力血管，阻力血管，平滑肌血管，平滑肌

4. 图 5-4 是疏松结缔组织。

结缔组织由细胞和大量细胞间质组成，细胞间质内数量最多、韧性大、抗拉力强的纤维是＿＿＿＿＿＿＿。

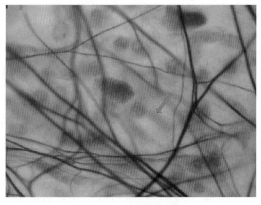

图 5-4　疏松结缔组织

A. 弹力纤维   B. 胶原纤维   C. 网状纤维

D. 嗜银纤维   E. 黄纤维

5. 图 5-5 是心壁结构。

心壁由心内膜、心肌和心外膜组成，在房室口和动脉口向心腔双层折叠形成瓣膜。心肌层由_____构成，心外膜即浆膜性心包的脏层。

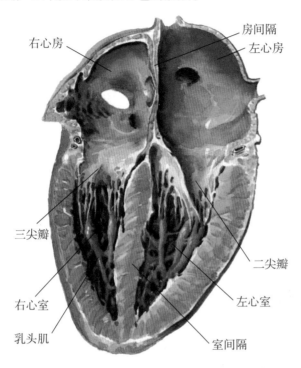

右心房　　　　房间隔
　　　　　　　左心房

三尖瓣

右心室　　　二尖瓣

乳头肌　　　左心室

　　　　　室间隔

图 5-5　心壁结构

A. 心肌组织和结缔组织   B. 心房和心室   C. 心肌细胞和血管

D. 心肌细胞和纤维   E. 心肌组织和血管组织

6. 生理情况下，影响收缩压的主要因素是（　　　　）

A. 心率   B. 每搏输出量   C. 外周阻力

D. 大动脉管壁弹性   E. 血容量

7. 心室肌的前负荷可以用下列哪项来间接表示（　　　　）

A. 心室收缩末期容积或压力   B. 心室舒张末期容积或压力

C. 心室等容舒张前容积或压力   D. 心室舒张末期动脉压

E. 心室收缩末期动脉压

任务一
扫码看答案

一、实验材料

1. 大体标本　V-1 风湿性疣状心内膜炎；V-2 风湿性心内膜炎；V-3 风湿性二尖瓣狭窄；V-4 风湿性联合瓣膜病；V-5 亚急性细菌性心内膜炎；V-6 高血压性心脏病；V-7 细小动脉硬化性固缩肾；V-8 动脉粥样硬化 A；V-9 动脉粥样硬化 B。

2. 组织切片　循 1 动脉粥样硬化；循 2 风湿性心肌炎。

二、实验内容

（一）大体标本观察

1. V-1 风湿性疣状心内膜炎　二尖瓣瓣膜闭锁缘上可见串珠状单行整齐排列的粟粒大小的灰白色疣状物，疣状物与瓣膜结合紧密（图 5-6）。

2. V-2 风湿性心内膜炎　二尖瓣瓣膜弥漫性增厚，瓣膜相互粘连，三尖瓣瓣膜也有类似病变；乳头肌变粗、变短，腱索也增粗、缩短并相互融合。

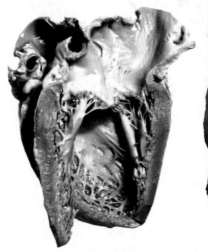
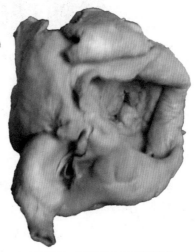

图 5-6　风湿性疣状心内膜炎　　图 5-7　风湿性二尖瓣狭窄

3. V-3 风湿性二尖瓣狭窄　从心房面看，二尖瓣瓣膜增厚、变硬、粗糙不平，瓣叶相互粘连，瓣膜口呈鱼口状；左房肥大、扩张，心内膜粗糙不平，左心室无明显变化（图 5-7）。

4. V-4 风湿性联合瓣膜病　二尖瓣瓣膜增厚并相互融合，乳头肌增粗，腱索相互融合；左心房高度扩张，壁变厚，内膜粗糙；三尖瓣瓣膜增厚，乳头肌及腱索增粗、缩短；右心室壁增厚，约 0.8cm；左心室腔扩张，壁变薄，约 0.4cm，左室前壁可见一约 3cm×0.8cm×0.6cm 大小的附壁血栓。

5. **V-5 亚急性细菌性心内膜炎** 主动脉瓣变形、缺损，残缺瓣膜的心房面可见大小不等的灰红色赘生物附着，呈菜花状，松脆，瓣膜附着不牢固；二尖瓣瓣膜增厚，左心腔扩张，壁厚约 1.5cm，乳头肌及肉柱增粗、拉长、变扁（图 5-8）。

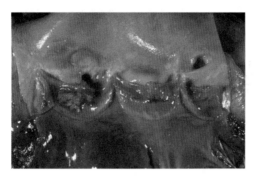

图 5-8 亚急性细菌性心内膜炎

6. **V-6 高血压性心脏病** 左心室壁高度肥厚，达 2.3cm（正常 0.9cm），乳头肌明显增粗，心腔不扩张（向心性肥大）；主动脉扩张，内膜有粥样物质沉积（图 5-9）。

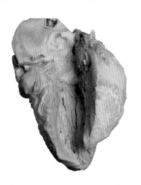

扫码看视频

图 5-9 高血压性心脏病

7. **V-7 细小动脉硬化性固缩肾（原发性颗粒性固缩肾）** 肾脏体积缩小、质地变硬；表面呈均匀的细颗粒状，颗粒大小较一致，似帽状针头大小；切面见皮质变薄，并有断开的小动脉断面（图 5-10）。

扫码看视频

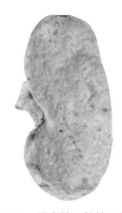

图 5-10 原发性颗粒性固缩肾

8. V-8 动脉粥样硬化 A　此标本为腹主动脉的一段。动脉内膜可见多数粟粒至黄豆大小的灰黄色斑块；斑块凸出于内膜表面，无溃疡形成（图 5-11）。

9. V-9 动脉粥样硬化 B　此标本亦为腹主动脉的一段。动脉内膜可见多数隆起的斑块，呈淡黄色或灰白色，部分斑块已溃破，形成溃疡；病变越近动脉分支开口处越重（图 5-12）。

扫码看视频

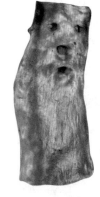

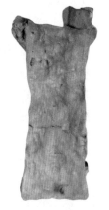

扫码看视频

图 5-11　动脉粥样硬化 A　　　　图 5-12　动脉粥样硬化 B

（二）切片标本观察

1. 循 1 动脉粥样硬化　先肉眼观察切片，可见组织呈带状，中间呈紫红色的条带为主动脉的中膜，一侧稍隆起为增厚的内膜。镜下见隆起部分为增生的纤维结缔组织（纤维膜），部分已发生玻璃样变性，纤维结缔组织下有一些胞体大、胞质丰富呈泡沫状、边界不清楚的细胞；内膜深处淡染的区域可见伊红染色的无结构坏死物质，其中可见菱形及针状的空隙（胆固醇结晶在制片时被有机溶剂溶解后留下的空隙）；中膜受压萎缩变薄（图 5-13）。

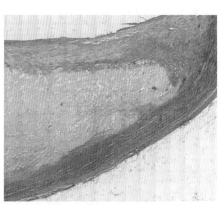

图 5-13　动脉粥样硬化

2. 循 2 风湿性心肌炎　低倍镜下见心肌间质内一些梭形或椭圆形的风湿小体（Aschoff 小体），尤其是血管旁多见；高倍镜下见风湿小体由纤维素样坏死物质、风湿细胞、淋巴细胞、巨噬细胞、成纤维细胞组成（图 5-14）。风湿细胞特点：体积较大，圆形、椭圆形或不规则状，胞质丰富，偏嗜碱性，胞核大，单核或多核，染色质集中在核的中央，使核膜内侧形成一透明晕，核呈毛虫状（纵切面）或枭眼状（横切面）。

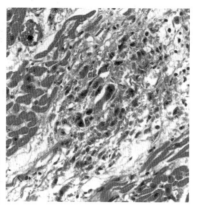

图 5-14　风湿性心肌炎

 课程思政

心血管疾病健康宣教

《中国心血管健康与疾病报告 2022》显示：目前我国心血管病患病率及死亡率仍处于上升阶段。心血管病现患人数为 3.3 亿，死亡率居首位，占居民疾病死亡构成的 45% 以上。为了减少心血管疾病的发生和危害，日常生活中应注意以下几点：

（1）健康饮食。多食用富含纤维的食物，如水果、蔬菜和全谷物；减少高脂肪、高糖和高盐食物的摄入。日均食盐摄入量控制在 6g，油 25~30g。

（2）戒烟，限制饮酒。

（3）适量运动。每周进行至少 150 分钟的中等强度有氧运动，如快走、骑车或游泳等，保持健康的体重。

（4）保持心理平衡，缓解精神压力。

（5）控制血压。保持血压在正常范围内可以减少患心血管疾病的风险。

（6）控制血脂。通过饮食调整和适当的药物治疗，降低血液中的胆固醇和甘油三酯水平。

（7）控制血糖。健康人 45 岁以后或超重者应定期检测血糖，正常时每 3 年检测一次。

（8）定期体检。定期进行血压和血脂、血糖等检查，及时了解自己的健康状况，及时采取措施进行干预和治疗。

患者，男性，62 岁，因突然昏迷 2 小时而入院。10 年前发现有高血压，血压（180~230）/（90~120）mmHg。今晨上厕所时突然跌倒，不省人事，左侧上下肢不能活动并伴有小便失禁。

入院后给予吸氧、降压等治疗，疗效不明显，终因呼吸、心跳停止而死亡。病理检查结果如图 5-15 所示。

完成以下工作任务：

（1）本例患者最可能的死亡原因是什么？

（2）患者心、脑、肾脏有什么样的病理变化？

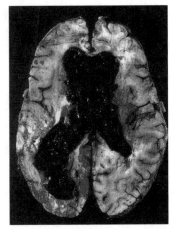

图 5-15　内囊大量出血破入侧脑室

任务四：重点知识归纳

1.**动脉粥样硬化的概念**　是一种与血脂异常及血管壁成分改变有关的动脉疾病。主要累及全身大、中动脉。

2.**动脉粥样硬化的病因**　仍不清楚。目前认为与下列因素有关：高脂血症、高血压、吸烟、致继发性高脂血症疾病、遗传因素以及年龄、性别、肥胖等。

3.**动脉粥样硬化的基本病理变化**　①脂纹；②纤维斑块；③粥样斑块；④继发性病变：斑块内出血、斑块破裂、血栓形成、钙化、动脉瘤形成、血管腔狭窄。

4.**主动脉粥样硬化**

（1）部位：病变多发生于主动脉后壁和其分支开口处。

（2）危害：①病变严重者，斑块破裂，形成粥瘤性溃疡；②形成主动脉瘤，偶见动脉瘤破裂，发生致命性大出血；③形成主动脉瓣膜病。

5.**颈内动脉及脑动脉粥样硬化**

（1）部位：最常位于颈内动脉起始部、基底动脉、大脑中动脉和 Willis 环。

（2）危害：①脑萎缩：脑组织因长期供血不足而发生萎缩。严重者常有智力减退，甚至痴呆。②脑梗死：严重者常继发血栓形成而导致管腔阻塞，脑组织缺血而发生梗死。③脑出血：脑动脉粥样硬化病变可形成小动脉瘤，当血压突然升高时可破裂出血。

6.**肾动脉粥样硬化**

（1）部位：肾动脉开口处或主干近侧端，亦可累及弓形动脉和叶间动脉。

（2）危害：①肾血管源性高血压；②动脉粥样硬化性固缩肾。

7.**四肢动脉粥样硬化**

（1）部位：主要发生在下肢动脉。

（2）危害：①间歇性跛行；②缺血部位梗死，甚至发展为坏疽。

8. 冠状动脉粥样硬化部位　以左冠状动脉的前降支最高，其次为右冠状动脉，少数为左冠状动脉的主干或左旋支、后降支。

9. 冠状动脉粥样硬化性心脏病的表现形式

（1）心绞痛：是冠状动脉供血不足和（或）心肌耗氧量骤增引起心肌急性、短暂缺血缺氧所致的一种临床综合征。

（2）心肌梗死：①部位：40%~50% 位于左心室前壁、心尖部及室间隔前 2/3；25%~30% 发生于左心室后壁、室间隔后 1/3 及右心室大部，15%~20% 发生于左心室侧壁。②类型：心内膜下心肌梗死；透壁性心肌梗死（为典型的心肌梗死类型）。③病理变化：心肌梗死属于贫血性梗死，其形态变化是一个动态的演变过程。④并发症：心脏破裂、心力衰竭、心源性休克、室壁瘤、附壁血栓、心外膜炎、心律失常。

（3）心肌纤维化：是由于中至重度的冠状动脉粥样硬化引起管腔狭窄，心肌长期供血不足，缺血缺氧所产生的结果。

（4）冠状动脉性猝死：是指由于心脏病发作而导致的意外突然死亡，是心源性猝死中最常见的一种。

10. 高血压病　是一种原因未明的、以体循环动脉血压升高为主要表现的全身性独立性疾病，以全身细小动脉硬化为基本病变。

11. 高血压病病因　尚未完全阐明，目前认为是遗传因素和环境因素共同作用所致。①遗传因素；②职业和社会心理因素；③膳食因素；④其他因素，如肥胖、吸烟、饮酒和缺乏体力活动等。

12. 良性高血压　按病变发展进程可分为三期。

（1）功能紊乱期：此期为高血压病的早期阶段。基本改变为全身细小动脉的间歇性痉挛，血管壁无器质性病变。

（2）动脉系统病变期：①细动脉硬化：细动脉玻璃样变性。②小动脉硬化：中膜平滑肌肥大和增生，中膜内胶原、弹性纤维及蛋白多糖增加，内膜亦有血浆蛋白渗入，平滑肌细胞增生，使血管壁增厚、管腔狭窄。

（3）内脏病变期：

1）心脏病变：①代偿期主要为左心室向心性肥大。在高血压病代偿期，左心室壁增厚，但心腔不扩张，甚至略微缩小，称为向心性肥大。②失代偿期为离心性肥大。

2）肾脏病变：表现为原发性颗粒性固缩肾，肾脏体积缩小、质地变硬、重量减轻，表面布满均匀的细小颗粒。

3）脑病变：高血压病时，由于脑内细动脉的痉挛和硬化，患者可出现一系列脑部变化，表现为：①脑水肿；②脑软化；③脑出血：是高血压病最严重且往往是致命性的并发症，常发生于基底核、内囊等部位，尤以豆状核最多见，供养该区的豆纹动脉破裂出血。

13. **恶性高血压** 多见于青年人。其特征性病变是增生性小动脉硬化和坏死性细动脉炎，患者多于一年内因尿毒症、脑出血或心力衰竭而死亡。

14. **风湿病** 是一种与 A 组 β 型溶血性链球菌感染有关的变态反应性疾病。病变主要累及全身结缔组织，心脏、关节常被累及，关节受累最常见，心脏病变最严重。

15. **风湿病病因及发病机制** 与 A 组 β 型溶血性链球菌的感染有关，但不是 A 组 β 型溶血性链球菌感染直接导致的，而是由与链球菌感染有关的变态反应性炎症所致。

16. **风湿病的基本病理变化** 根据是否发生肉芽肿，可表现为非特异性炎和肉芽肿性炎。典型的肉芽肿性炎主要发生在心脏，病变发展过程可分为三期。

（1）变质渗出期：病变部位结缔组织基质发生黏液样变性，胶原纤维纤维素样坏死。此期持续约 1 个月。

（2）增生期（或肉芽肿期）：特点是形成风湿性肉芽肿，即风湿小体（Aschoff body），对本病具有诊断意义。此期持续 2~3 个月。

风湿小体：在风湿病时，纤维素样坏死，成团的风湿细胞、成纤维细胞及伴随的淋巴细胞、浆细胞等共同构成的特征性的肉芽肿。

（3）纤维化期（或愈合期）：风湿小体逐渐纤维化，转变为梭形瘢痕。此期持续 2~3 个月。

本病病变的自然过程为 4~6 个月，但常反复发作。因此，受累组织器官中新旧病变常同时并存。病变持续反复进展，可致较严重的纤维化和瘢痕形成。

17. **风湿性心脏病** 风湿病时，心脏各层可单独受累，也可同时受累，各层均受累时称为风湿性全心炎。

（1）风湿性心内膜炎：

1）部位：风湿性心内膜炎常侵犯心瓣膜。二尖瓣＞二尖瓣和主动脉瓣同时受累＞主动脉瓣或三尖瓣受累。肺动脉瓣一般不被累及。

2）病变特点：早期表现为浆液性心内膜炎，严重病例可有风湿小体形成。几周后，在瓣膜闭锁缘上形成疣状赘生物。镜下观察，疣状赘生物为白色血栓。疣状赘生物主要发生于瓣膜向血流面。

由于病变反复发作和机化，大量结缔组织增生，心瓣膜增厚、卷曲、缩短以及钙化，瓣叶之间发生粘连，腱索增粗和缩短，最终形成慢性心瓣膜病。

（2）风湿性心肌炎：心肌间质小动脉近旁的结缔组织常形成风湿小体。后期小体发生纤维化，形成梭形小瘢痕。部分儿童患者，渗出性病变常特别明显，严重者可引起心功能不全。

（3）风湿性心包炎：风湿病时，心包腔内有大量纤维素渗出时，心外膜表面的纤维素因心脏的不停搏动而呈绒毛状，称为绒毛心。

18. **风湿性关节炎** 关节是最容易受侵犯的部位。以游走性多关节炎为其临床特征。

19. **皮肤病变** 见于少数急性发作的患者，病变有环形红斑和皮下结节两种形式，具有一定的诊断意义。

20. **风湿性脑病** 多见于5~12岁儿童。当锥体外系受累较重时，患者常表现有躯干及四肢不自主、不协调的杂乱运动，伴面部表情怪异，称为小舞蹈症。

21. **感染性心内膜炎** 是由病原微生物（最常见的为细菌感染）直接侵袭心内膜而引起的炎症性疾病。分为急性和亚急性两类。

（1）急性感染性心内膜炎：由致病力较强的化脓菌（最常见的是金黄色葡萄球菌感染）引起的炎症。多发于正常的心内膜，常单独累及主动脉瓣或二尖瓣，受累的瓣膜上形成疣状赘生物，脱落的赘生物含菌性栓子，可引起梗死和多发性小脓肿。严重者瓣膜可发生破裂、穿孔或腱索断裂，引起急性心瓣膜功能不全。起病急，病程短，患者多在数周内死亡。

（2）亚急性感染性心内膜炎：由毒力相对较弱的草绿色链球菌引起，病原体多从体内某一感染灶入血；也可因拔牙、心脏手术等过程中的医源性感染进入血流，引起败血症，并侵犯心内膜。常发生于已有病变的瓣膜，多见于二尖瓣和主动脉瓣。栓塞是亚急性感染性心内膜炎的重要表现之一。

22. **心瓣膜病** 是指心瓣膜因先天性发育异常或后天性疾病造成的器质性病变，表现为瓣膜口狭窄和（或）关闭不全。主要由风湿性心内膜炎和亚急性感染性心内膜炎引起，最常累及二尖瓣，其次为主动脉瓣。

（1）二尖瓣狭窄：心脏舒张期从左心房流入左心室的血流受阻，导致左心房代偿性肥大和扩张，进而导致肺静脉回流受阻，引起肺淤血、肺水肿。肺静脉压升高引起肺内小动脉收缩或痉挛，使肺动脉压升高。长期肺动脉高压，可导致右心室代偿性肥大和扩张，出现三尖瓣相对关闭不全，引起右心房淤血、扩张，导致右心功能不全，引起体循环淤血。

听诊时在心尖区可闻及舒张期隆隆样杂音。X线检查显示左心房增大，呈"梨形心"。

（2）二尖瓣关闭不全：心脏收缩期左心室部分血液反流到左心房，使左心房血容量增多，久之出现左心房代偿性肥大和扩张。心脏舒张时，左心房内过多的血液流入左心室，致使左心室前负荷增加，左心室代偿性肥大和扩张，久之发生左心衰竭，继而出现肺淤血、肺水肿和肺动脉高压，导致右心代偿性肥大扩张，久之发生右心衰竭和体循环淤血。

听诊时可在心尖区闻及收缩期吹风样杂音，X线检查显示心脏呈"球形心"。

（3）主动脉瓣狭窄：心脏收缩期，左心室血液排出受阻，后负荷增大，左心室呈向心性肥大。后期代偿失调，发生左心衰竭，继之出现左心房淤血、肺淤血、肺动脉高压、右心肥大、右心衰竭和体循环淤血。

在主动脉听诊区可闻及收缩期喷射样杂音。X线检查显示心脏呈"靴形心"，向后转位。

（4）主动脉瓣关闭不全：心脏舒张期，主动脉部分血液反流入左心室，使左心室前负荷增大，左心室失代偿发生左心衰竭，依次引起左心房肥大扩张、肺淤血、肺动脉高压、右心肥大、右心衰竭和体循环淤血。

在主动脉听诊区可闻及舒张期叹息样杂音，患者可出现"水冲脉""血管枪击音"及"毛细血管搏动现象"。

任务五：课后测试，检验提高

A1 型题

1. 对动脉粥样硬化的粥样斑块描述错误的是（　　　）

A. 有胆固醇结晶　　　　　B. 有钙盐沉积　　　　　C. 有坏死物

D. 有肉芽组织　　　　　　E. 该处中膜平滑肌细胞肥大增生

2. 心肌梗死多发生在（　　　）

A. 左心室前壁　　　　　　B. 右心室前壁　　　　　C. 左心房

D. 右心房　　　　　　　　E. 室间隔后 1/3

3. 高血压病时，血管硬化的主要病理改变是（　　　）

A. 内膜弹力纤维增生　　　B. 内膜结缔组织增生　　C. 内膜胆固醇沉着

D. 管壁玻璃样变性　　　　E. 内膜下粥样物质沉着

4. 动脉粥样硬化脂纹中的主要细胞成分是（　　　）

A. 平滑肌细胞　　　　　　B. 淋巴细胞　　　　　　C. 泡沫细胞

D. 单核细胞　　　　　　　E. 中性粒细胞

5. 下列哪种病变一般不见于风湿性心瓣膜病（　　　）

A. 瓣膜增厚、变硬　　　　B. 瓣膜穿孔　　　　　　C. 瓣膜粘连

D. 瓣膜狭窄　　　　　　　E. 瓣膜关闭不全

6. X 线检查显示风湿病患者的心脏呈"梨形"的心瓣膜病是（　　　）

A. 二尖瓣关闭不全　　　　B. 二尖瓣狭窄　　　　　C. 主动脉瓣狭窄

D. 主动脉瓣关闭不全　　　E. 二尖瓣狭窄并关闭不全

7. 心肌间质有大量淋巴细胞浸润的心脏病是（　　　）

A. 风湿性心内膜炎　　　　B. 病毒性心肌炎　　　　C. 风湿性心肌炎

D. 细菌性心肌炎　　　　　E. 亚急性细菌性心内膜炎

8. 与动脉粥样硬化有关的疾病是（　　　）

A. 高血压　　　　　　　　B. 风湿性心脏病　　　　C. 扩张型心肌病

D. 肥厚型心肌病　　　　　E. 限制型心肌病

9. 下列对原发性高血压肾脏病变描述错误的是（　　　）

A. 部分肾小球肥大，所属肾小管扩张

B. 部分肾小球纤维化，所属肾小管萎缩

C. 入球细动脉玻璃样变性

D. 间质结缔组织增生，淋巴细胞浸润

E. 肾小球囊内形成大量新月体

10. 下列何种血清酶升高对心肌梗死的诊断有较大的参考意义（　　　）

A. 谷草转氨酶（GOT）　　　　　　　　B. 谷丙转氨酶（GPT）

C. 肌酸磷酸激酶（CPK）　　　　　　　D. 乳酸脱氢酶（LDH）

E. GOT+GPT

11. 对动脉粥样硬化的描述，下列哪一项是错误的（　　　）

A. 动脉粥样硬化主要累及大、中动脉

B. 吸烟是动脉粥样硬化的危险因素之一

C. 动脉粥样硬化多见于中老年人

D. 女性在绝经前发病率高于同龄组男性

E. 动脉粥样硬化病变处易合并血栓形成

12. 动脉瘤是指（　　　）

A. 动脉破裂形成的血肿　　　　　　　　B. 动脉发生的良性肿瘤

C. 动脉发生的恶性肿瘤　　　　　　　　D. 动脉壁的局限性扩张

E. 动脉内血栓机化

13. 动脉粥样硬化最常见于（　　　）

A. 细动脉　　　　　　　　B. 大动脉　　　　　　　　C. 大静脉

D. 小动脉　　　　　　　　E. 微动脉

14. 缓进型高血压常合并下列哪种疾病（　　　）

A. 风湿病　　　　　　　　B. 肾炎　　　　　　　　C. 心内膜炎

D. 动脉粥样硬化　　　　　　E. 心肌炎

15. 良性高血压时造成血压升高的主要病变是（　　　）

A. 脑细动脉纤维蛋白样坏死　　　　　　B. 颗粒性固缩肾

C. 全身细动脉硬化　　　　　　　　　　D. 左心室肥大

E. 重要器官肌性动脉中膜及内膜增厚

16. 恶性高血压患者发生尿毒症的主要原因是（　　　）

A. 肾小球纤维化　　　　　　　　　　　B. 肾间质出血

C. 肾小动脉增生性动脉内膜炎　　　　　D. 肾细动脉纤维样坏死

E. 肾小管坏死

17. 关于高血压的描述中，下列哪一项是错误的（　　　）

A. 常引起下肢坏疽

B. 恶性高血压可见到细动脉纤维样坏死

C. 晚期引起颗粒性固缩肾

D. 脑出血是本病的主要致死原因

E. 常引起左心室肥大

18. 高血压性心脏病代偿期的主要特征是（　　　）

A. 左心室向心性肥大　　　　B. 左心室扩张　　　　　　　C. 左心房扩张

D. 弥漫性心肌纤维化　　　　E. 右心室肥大

19. 风湿病最具有诊断意义的病变是（　　　）

A. 心瓣膜纤维组织增生　　　　　　　B. 心外膜纤维蛋白性渗出

C. 风湿小体形成　　　　　　　　　　D. 胶原纤维的纤维蛋白样坏死

E. 心肌间质的黏液样变性

20. 下列风湿性病变中哪一项对机体危害最大（　　　）

A. 风湿性环形红斑　　　　　　　　　B. 风湿性皮下结节

C. 反复发作的风湿性心内膜炎　　　　D. 反复发作的风湿性关节炎

E. 风湿性动脉炎

21. 高血压脑出血最常见的部位是（　　　）

A. 大脑　　　　　　　　　　B. 小脑　　　　　　　　　　C. 丘脑

D. 脑桥　　　　　　　　　　E. 内囊、基底核

22. 二尖瓣关闭不全与狭窄的心脏病变不同之处是（　　　）

A. 左心室萎缩　　　　　　　B. 右心室肥大　　　　　　　C. 左心室肥大

D. 右心房肥大　　　　　　　E. 左心房肥大

23. 患下列哪种疾病时左心室不仅不会肥大甚至略微缩小（　　　）

A. 主动脉瓣狭窄　　　　　　B. 主动脉瓣关闭不全　　　　C. 二尖瓣关闭不全

D. 二尖瓣狭窄　　　　　　　E. 高血压

24. 动脉粥样硬化病变发展顺序是（　　　）

A. 脂纹期，粥样斑块期，纤维斑块期

B. 脂纹期，纤维斑块期，粥样斑块期

C. 纤维斑块期，粥样斑块期，脂纹期

D. 粥样斑块期，纤维斑块期，脂纹期

E. 纤维斑块期，粥样斑块期，复合性病变

25. 急性感染性心内膜炎的赘生物中不具有的成分是（　　　）

A. 大量中性粒细胞　　　　　B. 细菌菌落　　　　　　　　C. 纤维蛋白

D. 坏死组织　　　　　　　　E. 多量肉芽组织

26. 冠状动脉粥样硬化最常累及的冠状血管是（　　　）

A. 右冠状动脉主干　　　　　B. 左冠状动脉旋支　　　　　C. 左冠状动脉主干

D. 右冠状动脉后降支　　　　E. 左冠状动脉前降支

27. 下列哪项因素与高血压的发生无关（　　　）

A. 遗传因素　　　　　　　　B. 日均摄盐量高　　　　　　C. 肾小球肾炎

D. 社会心理应激　　　　　　　E. 膳食中钙、钾摄入量增加

28. 风湿性心外膜炎导致粘连的原因是（　　　）

A. 浆液渗出过多　　　　　　B. 纤维素渗出过多　　　　　C. 风湿肉芽肿的形成

D. 中性粒细胞渗出过多　　　E. 出血

29. 心肌梗死最常见的病因是（　　　）

A. 冠状动脉痉挛　　　　　　　　　B. 冠状动脉缺血

C. 冠状动脉粥样硬化并发血栓形成　　　D. 冠状动脉扩张

E. 冠状动脉畸形

30. 心内膜下心肌梗死的并发症是（　　　）

A. 室壁瘤　　　　　　　　B. 绒毛心　　　　　　　　C. 附壁血栓形成

D. 心壁破裂　　　　　　　E. 形成心瓣膜病

31. 下列关于慢性心瓣膜病的描述错误的是（　　　）

A. 瓣膜口狭窄和关闭不全可同时存在

B. 多由风湿性心内膜炎引起

C. 二尖瓣最常受累，其次是主动脉瓣

D. 病变不会同时累及两个以上瓣膜

E. 风湿病极少累及肺动脉瓣和三尖瓣

32. 患者，男，42 岁，长期胸闷、气短、心痛，未及时就医，不幸死亡。尸检发现其心包狭窄，心包内有绒毛状物。则死者长期患有的疾病为（　　　）

A. 心肌梗死　　　　　　　　　B. 心内膜炎

C. 风湿性心外膜炎　　　　　　D. 心瓣膜病

E. 心律失常

33. 慢性风湿性心瓣膜病最常见的联合病变瓣膜是（　　　）

A. 主动脉瓣和肺动脉瓣　　　　　B. 二尖瓣和三尖瓣

C. 三尖瓣和肺动脉瓣　　　　　　D. 二尖瓣和主动脉瓣

E. 三尖瓣和主动脉瓣

34. 与动脉粥样硬化发病关系最为密切的是（　　　）

A. HDL　　　　　　　　B. CM　　　　　　　　C. LDL

D. HDL-C　　　　　　　E. VLDL

35. 下列关于病毒性心肌炎的叙述中，哪一项是错误的（　　　）

A. 成人病毒性心肌炎主要为坏死性心肌炎

B. 柯萨奇病毒 B 组感染最常见

C. 心肌细胞坏死与免疫反应无关

D. 晚期可伴代偿性心肌肥大

E. 依患者年龄不同，其病变有所不同

36. 心脏破裂很可能发生于下列哪种疾病患者（　　　）

A. 心肌梗死　　　　　　B. 病毒性心肌炎　　　　　　C. 感染性心内膜炎

D. 风湿性心内膜炎　　　E. 高血压性心脏病

病变辨识题

1. 图 5-18 为风湿性心肌炎镜下观。图中在心肌间质形成风湿病特征性病变的是_____，其内特征性的细胞是_____。

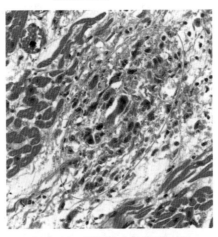

图 5-16　风湿性心肌炎镜下观

A. Aschoff 小体，成纤维细胞　　　　　　B. 风湿小体，风湿细胞

C. 肉芽肿，成纤维细胞　　　　　　　　　D. 肉芽组织，成纤维细胞

2. 图 5-19 为主动脉粥样硬化镜下观，图中 a、b 分别指_____。

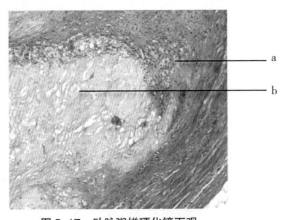

图 5-17　动脉粥样硬化镜下观

A. 巨噬细胞，玻璃样物质　　　　　　　　B. 风湿细胞，脂质样物质

C. 泡沫细胞，胆固醇结晶　　　　　　　　D. 泡沫细胞，脂质样物质

任务五
扫码看答案

（薛玉仙）

项目六　呼吸系统疾病

 学习目标

1.知识目标

（1）掌握：大、小叶性肺炎的病变特点，临床病理联系，以及两种肺炎的异同；慢性支气管炎、肺气肿、肺源性心脏病的病理变化特点及其相互间的关系，以及其临床病理联系。

（2）熟悉：硅沉着病、肺癌、鼻咽癌、支气管扩张症的病理变化特点。

2.能力目标

（1）能够辨识常见的呼吸系统疾病肉眼及镜下病变特点。

（2）能够用疾病的病理变化去分析解释疾病的临床表现。

3.素质目标

（1）培养学生实事求是的科学精神。

（2）培养学生对常见呼吸系统疾病的健康宣教意识。

（3）培养学生医者仁心，把人民的生命安全和身体健康放在首位的责任心和职业道德。

任务一：课前诊断

复习与本章实验课程密切相关的解剖学、组织学、生理学及病理学等理论课知识。自我诊断相关知识的储备情况，明确学习目标，增强学习动力，提高实验课堂学习效果。

1.右主支气管的特点是（　　　）

A.细而短　　　　　　　B.粗而短　　　　　　　C.细而长

D.粗而长　　　　　　　E.粗而弯

2.下列关于胸膜腔特点的说法，哪项不对（　　　）

A.呈负压状态　　　　　B.左右各一，经肺根相通　　　C.封闭性间隙

D.潜在性间隙　　　　　E.内有少量浆液

3.气管壁的组织结构图 6-1，特点是（　　　）

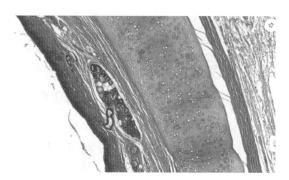

图 6-1　气管壁镜下结构

A. 上皮为单层纤毛柱状上皮，夹有杯状细胞

B. 固有层内无淋巴组织

C. 黏膜下层含较多的混合腺

D. 外膜中有纤维软骨

E. 杯状细胞分泌浆液

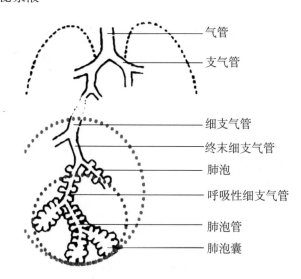

图 6-2　呼吸系统结构

4.观察图 6-2，一个肺小叶的组成是（　　　）

A. 细支气管与其所属分支和肺泡

B. 终末细支气管与其下属分支和肺泡

C. 呼吸性细支气管与其下属分支和肺泡

D. 肺泡管与其下属分支和肺泡

E. 以上均不对

5.气管和主支气管腔面黏液层由（　　　）

A. 杯状细胞和黏膜下层腺体分泌

B. 杯状细胞、纤毛细胞、黏膜下层腺体分泌

C. 杯状细胞、柱状分泌细胞、黏膜下层腺体分泌

D. 杯状细胞、刷细胞、黏膜下层腺体分泌

E. 杯状细胞、小颗粒细胞、黏膜下层腺体分泌

6. 正常人安静时通气血流比值为（　　　　）

A. 0.84 B. 0.94 C. 1.0

D. 1.2 E. 2.0

任务一
扫码看答案

 任务二：课中实操

一、实验材料

1. **大体标本**　Ⅵ-1 慢性支气管炎；Ⅵ-2 肺气肿 A；Ⅵ-2 肺气肿 B；Ⅵ-3 大叶性肺炎（红色肝样变期）；Ⅵ-4 大叶性肺炎（灰色肝样变期）；Ⅵ-5 小叶性肺炎；Ⅵ-6 肺癌（中央型）；Ⅵ-7 肺癌（周围型）；Ⅵ-8 支气管扩张；Ⅵ-9 肺源性心脏病。

2. **组织切片**　呼 1 大叶性肺炎（灰色肝样变期）；呼 2 小叶性肺炎；呼 3 慢性支气管炎。

二、实验内容

1. **Ⅵ-1 慢性支气管炎**　左下叶支气管及分支管腔内面粗糙，可见多数大小不等的小孔（因腺体导管开口增大所致）；左下叶支气管分叉处可见数条纵行皱襞（图 6-3）。

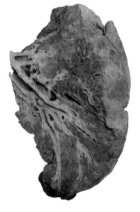

扫码看视频

图 6-3　慢性支气管炎（大体）

肺气肿的挑战与希望：一段与呼吸共舞的人生

曾经有一位名叫李明的中学老师，他一直以教书育人为己任，每天用心与学生互动，传递知识。然而，随着时间的推移，他发现自己经常感到呼吸困难，活动后更是喘息不止。他来到医院就诊，经过一系列详细的检查，医生告诉李明他被诊断为肺气肿，这是一种慢性肺病。他的肺部组织正在遭受破坏，导致呼吸困难。肺气肿的常见诱因有吸烟、职业因素，以及环境污染（如雾霾、烹饪油烟）、家族哮喘史等。

李明深感震惊，他一直认为自己的身体很健康，这个诊断让他不知所措。他非常担心自己的健康状况，也害怕影响他热爱的教书生涯。

然而，他并没有被疾病打败，而是决定采取积极的态度，与疾病抗争。他开始戒烟，并采取措施减少接触空气污染物；同时开始参加肺气肿患者康复训练课程，学习如何管理自己的健康状况。在这个过程中，李明结识了很多同样患有肺气肿的病友，他们一起抗击疾病，一起参加公益活动，现身说法宣传肺气肿的防治知识，让更多的人了解这种疾病。

通过坚持治疗和积极改变生活方式，李明的病情逐渐得到控制。他重新找回了教书育人的热情，再次回到了热爱的三尺讲台，成为肺气肿患者的励志榜样。

李明的故事告诉我们，面对疾病时，我们要做的就是保持积极的心态，勇敢地面对挑战，及时采取预防和治疗措施。在战胜疾病的过程中，我们也在收获成长和关爱。

2.Ⅵ-2 肺气肿 A 某一肺叶，肺组织柔软而弹性差，边缘钝圆，表面皱缩，指压痕不易消退；切面呈疏松蜂窝状外观（图6-4）。

3.Ⅵ-2 肺气肿 B 左侧肺脏，体积增大，边缘钝圆，表面与切面改变同Ⅵ-2A，左肺上叶肺泡相互融合，形成肺大疱（图6-5）。

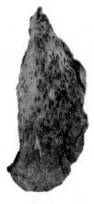 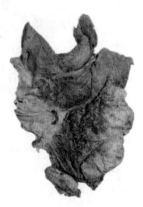

图6-4　肺气肿 A　　图6-5　肺气肿 B

4. **Ⅵ-3 大叶性肺炎（红色肝样变期）** 右肺下叶上部及上叶外侧之肺组织实变，似肝脏外观，切面实变肺组织暗红色、致密、粗糙，呈颗粒状（图6-6）。

5. **Ⅵ-4 大叶性肺炎（灰色肝样变期）** 右肺下叶上部及上叶外侧的肺组织实变，切面实变肺组织灰白色、致密（图6-7）。

扫码看视频

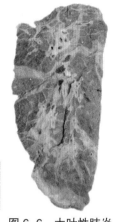
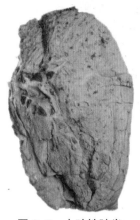

图6-6 大叶性肺炎 　图6-7 大叶性肺炎

（红色肝样变期）　　（灰色肝样变期，大体）

6. **Ⅵ-5 小叶性肺炎** 此标本为小儿全肺及心脏。两肺表面散布着大小不等的灰白色实变病灶，不突出于肺表面；病灶大小不等，直径多在0.5~1.0cm，形状不规则，有的发生融合；肺膜光滑，无渗出物（图6-8）。

7. **Ⅵ-6 肺癌（中央型）** 癌组织发生于右肺上叶支气管，管壁破坏，向周围组织浸润，形成形态不规则的灰白色巨大肿块，约4cm×5cm大小，癌组织边界不清，癌组织中央可见出血坏死灶；肺门淋巴结肿大，切面可见灰白色的转移癌；癌组织周围肺组织呈代偿性肺气肿（图6-9）。

扫码看视频

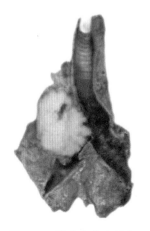

图6-8 小叶性肺炎（大体）　　图6-9 肺癌（中央型）

8. **Ⅵ-7 肺癌（周围型）** 手术切除之一肺组织。肺叶外侧有约4.5cm×6cm大小境界不清的灰白色癌结节；癌组织无被膜，边界不清，中央可见出血坏死灶（图6-10）。

9.VI-8 支气管扩张 肺叶的小支气管呈囊状或圆柱状扩张，扩张支气管管壁增厚，黏膜也增厚，不光滑（图6-11）。

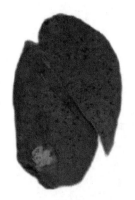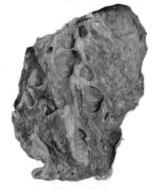

图6-10 肺癌（周围型）　　　图6-11 支气管扩张

10.VI-9 慢性肺源性心脏病 心脏体积明显增大；右心室壁厚约2.0cm、乳头肌、肉柱明显增粗，右心腔无明显扩张；各瓣膜无明显改变（图6-12）。

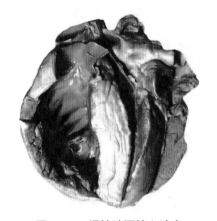

图6-12 慢性肺源性心脏病

（二）切片标本观察

1.呼1 大叶性肺炎（灰色肝样变期） 低倍镜下见所有肺泡腔均被渗出物充填，未见含气肺泡腔。高倍镜下见肺泡腔的炎性渗出物主要为纤维素、中性粒细胞、少量巨噬细胞、红细胞；炎性渗出物充填肺泡腔，肺泡壁毛细血管受压、闭塞，充血现象消失；可见纤维素丝穿过肺泡孔与相邻肺泡内的纤维素网沟通（图6-13）。

2.呼2 小叶性肺炎 低倍镜下病变呈灶状分布。典型的病灶可见中央或周边有炎症的细支气管，病变的细支气管周围肺组织也有炎性改变，越靠近病变细支气管病变越明显；病变细支气管壁和肺泡壁充血，腔内有以中性粒细胞为主的炎症细胞渗出，细支气管壁部分上皮细胞发生坏死、脱落；病灶周围可见代偿性肺气肿（图6-14）。

3.呼3 慢性支气管炎 病变主要在支气管壁，部分支气管腔内可见脱落的黏膜上皮和坏死物。支气管黏膜上皮细胞变性、坏死，脱落入管腔。黏液腺肥大、增生，浆液腺上皮发生黏液腺化生。黏膜和黏膜下层充血、水肿，伴大量淋巴细胞、浆细胞和中性粒细胞浸润。管壁周围肺组织也有淋巴细胞、浆细胞浸润。部分管壁平滑肌束断裂、萎缩，软骨变性、萎缩（图6-14）。

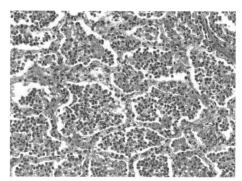

图6-13　大叶性肺炎（灰色肝样变期，切片）

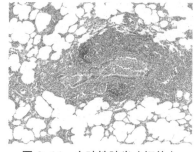

图6-14　小叶性肺炎（切片）

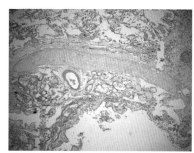

图6-15　慢性支气管炎（切片）

任务三：课后拓展

　　患儿，女，5岁，因"咳嗽、咳痰、气急7日，加重2日"入院。体格检查：体温39.5℃，呼吸29次/分，脉搏169次/分。患儿呼吸急促，面色苍白，口唇发绀，精神萎靡，鼻翼煽动，双肺背侧下部可闻及湿啰音。心音钝，心律齐。辅助检查：血常规示白细胞24×10⁹/L，中性粒细胞百分比78%，淋巴细胞百分比17%。X线示左、右肺下叶灶状阴影。入院后给予抗生素及对症治疗，但病情逐渐加重，经抢救无效死亡。

　　尸体解剖：①肉眼观：左、右肺下叶背侧实变，切面见粟粒大小、散在的灰黄色病灶。②镜下：病变呈灶状分布，病灶中央见细支气管管壁充血伴中性粒细胞浸润，管腔中充满大量中性粒细胞及上皮细胞；病灶周围的肺泡中可见浆液和炎症细胞浸润。

完成以下工作任务：

　　（1）患者病情恶化的原因可能是什么？死亡原因可能是什么？

　　（2）护理肺炎患者应注意哪些问题？

1. **慢性阻塞性肺疾病**　是一组慢性气道阻塞性疾病的统称，其共同特点为肺实质和小气道受损，导致慢性不可逆气道阻塞、呼吸阻力增加和肺功能不全，主要包括慢性支气管炎、支气管哮喘、支气管扩张症和肺气肿等疾病。

2. **慢性支气管炎**　是气管、支气管黏膜及其周围组织的慢性非特异性炎症，是一种常见于老年人的慢性呼吸系统疾病。临床上以反复发作咳嗽、咳痰或伴有喘息症状为特征，且症状每年至少持续 3 个月，连续 2 年以上。

3. **慢性支气管炎的基本病理变化**

（1）黏膜上皮损伤：纤毛粘连、倒伏或脱失，上皮细胞变性、坏死、脱落。

（2）腺体变化：浆液腺黏液化生，黏液腺增生、肥大，黏膜上皮杯状细胞增多。

（3）管壁其他病变：管壁充血、水肿、炎症细胞浸润，管壁弹性纤维及平滑肌断裂、软骨破坏。

4. **慢性支气管炎并发症**　①慢性阻塞性肺气肿；②慢性肺源性心脏病；③支气管扩张症；④支气管肺炎。

5. **肺气肿**　是指末梢肺组织（呼吸性细支气管、肺泡管、肺泡囊、肺泡）因含气量过多而呈持久性扩张并伴有肺泡隔破坏的一种病理状态。

6. **肺大疱**　肺气肿病变严重，小叶间隔破坏，形成囊腔（跨越两个或两个以上肺小叶的大的含气空腔）。

7. **肺气肿并发症**　①肺源性心脏病；②自发性气胸；③呼吸衰竭及肺性脑病。

8. **慢性肺源性心脏病**　指肺部、胸廓和（或）肺动脉血管本身的慢性病变，引起肺循环阻力增加、肺动脉高压，以致右心室肥大、扩张的心脏病，简称肺心病。

9. **肺心病心脏的主要病变**　右心室心肌肥大、室壁增厚、心尖圆钝，肺动脉圆锥显著膨隆，心脏体积增大、重量增加。肺心病的病理诊断依据：肺动脉瓣下 2cm 处的心肌厚度超过 5mm（正常为 3~4mm）。

10. **大叶性肺炎的概念**　大叶性肺炎是一种以纤维素渗出为主的急性渗出性炎，病变常波及一个或多个肺大叶，故称大叶性肺炎。

11. **大叶性肺炎的基本病理变化**　可分为四期。

（1）充血水肿期：病变主要为浆液性炎，多在发病的第 1~2 天。

（2）红色肝样变期：肺泡腔内炎性渗出物中有纤维素、漏出的红细胞充满肺泡腔，而肺泡壁毛细血管仍扩张、充血，肉眼观察呈红色实变。缺氧、发绀等临床表现明显。多在发病的第 3~4 天。

（3）灰色肝样变期：肺泡腔内炎性渗出物中纤维素、中性粒细胞继续增多，肺泡壁毛细血管受压闭塞，肉眼观察呈灰色实变，是病变最重的时期，而临床缺氧、发绀表现却有所减轻。多在发病的第 5~6 天。

（4）溶解消散期：渗出物逐渐溶解吸收，肺组织逐渐恢复原有的结构和功能。多在发病的第7天。

在四期中，红色肝样变期临床表现最明显，灰色肝样变期是病变的高峰期。

12. **大叶性肺炎并发症**　①感染性休克；②败血症；③肺脓肿及脓胸；④肺肉质变。

13. **肺肉质变**　大叶性肺炎时，渗出的纤维素过多而中性粒细胞渗出相对不足，渗出的纤维素不能完全溶解吸收，而发生机化，致使局部肺组织变成坚韧的褐色肉样纤维组织，称为肺肉质变。

14. **小叶性肺炎的概念**　小叶性肺炎是以细支气管为中心的肺小叶的急性化脓性炎，又叫支气管肺炎。

15. **小叶性肺炎的病变特点**　以肺小叶为单位、以细支气管为中心的化脓性炎症。

16. **小叶性肺炎并发症**　呼吸衰竭、心力衰竭、肺脓肿、脓胸、支气管扩张。

17. **融合性小叶性肺炎**　小叶性肺炎病变严重时，相邻的几个病变小叶互相融合，呈大片实变区，称为融合性小叶性肺炎。

18. **病毒性肺炎的病因**　最常见病毒是腺病毒，还有流感病毒、麻疹病毒、呼吸道合胞病毒等，主要经呼吸道传染。

19. **病毒性肺炎的诊断依据**　在上皮细胞内找到病毒包涵体。

20. **病毒性肺炎的特殊改变**　肺透明膜形成、多核巨细胞形成、包涵体形成。

21. **支原体肺炎**　是由肺炎支原体感染引起的一种间质性肺炎，病变为肺间质的急性非化脓性炎。

22. **硅沉着病**　是因长期吸入大量含游离二氧化硅（SiO_2）的粉尘微粒而引起的以硅结节形成和弥漫性肺间质纤维化为特征的疾病。其基本病理变化是硅结节形成和肺组织的弥漫性纤维化。

23. **呼吸系统常见肿瘤**　以肺癌、鼻咽癌、喉癌多见。肺癌的大体类型中，中央型多见，其次是周围型和弥漫型。肺癌最常见的组织学类型是鳞状细胞癌。肺癌患者预后大多不良，早发现、早诊断、早治疗对于提高治愈率和生存率至关重要。

任务五：课后测试，检验提高

A1型题

1. 慢性支气管炎患者咳痰的病变基础是（　　）

A. 支气管壁充血、水肿　　　　　　　B. 支气管黏液腺增生、肥大，分泌亢进

C. 支气管黏膜上皮纤毛倒伏　　　　　D. 气管平滑肌萎缩、变性

E. 支气管黏膜腺体萎缩、化生

2. 镜下观察，肺泡扩张，间隔变窄，肺泡孔扩大，肺泡隔断裂，扩张的肺泡融合形成较大的囊腔，这是（　　）

A. 肺不张　　　　　　　B. 肺气肿　　　　　　　C. 肺脓肿

D. 肺实变   E. 肺支气管扩张

3. 支气管扩张最主要的原因是（   ）

A. 支气管壁炎症破坏   B. 支气管化脓性感染   C. 支气管痉挛

D. 肺不张   E. 肺实变

4. 下列哪一项不是慢性支气管炎的病变特点（   ）

A. 支气管壁充血、水肿   B. 支气管黏液腺增生、肥大，分泌亢进

C. 支气管所属肺泡有大量渗出物   D. 支气管黏膜上皮纤毛倒伏

E. 支气管黏膜鳞状上皮化生

5. 下列哪一项不是慢性支气管炎的常见原因（   ）

A. 过敏因素   B. 肺外伤   C. 吸烟

D. 细菌、病毒感染   E. 各种理化因素

6. 诊断肺心病的主要病理依据是（   ）

A. 心尖圆钝

B. 肺动脉圆锥膨隆

C. 右心室肥大

D. 左心室肥大

E. 肺动脉瓣下 2cm 处右心室肌肥厚＞5mm

7. 下列哪一项不是慢性肺源性心脏病的特点（   ）

A. 心尖圆钝   B. 肺动脉圆锥显著膨隆

C. 右心室肥大扩张   D. 肺淤血、水肿

E. 肝大

8. 引起大叶性肺炎最常见的病原体是（   ）

A. 肺炎球菌   B. 肺炎杆菌

C. 金黄色葡萄球菌   D. A组 β 型溶血性链球菌

E. 支原体

9. 大叶性肺炎红色肝样变期肺泡中的主要渗出物是（   ）

A. 纤维素和红细胞   B. 纤维素和中性粒细胞

C. 浆液和红细胞   D. 浆液和中性粒细胞

E. 中性粒细胞

10. 关于大叶性肺炎红色肝样变期的病变特点，说法错误的是（   ）

A. 肺泡壁毛细血管闭塞、狭窄   B. 肺泡有纤维素和中性粒细胞渗出

C. 渗出物中能检测出细菌   D. 病变肺叶肿大，呈红色

E. 肺实变，叩诊呈浊音

11. 大叶性肺炎患者的痰的特点是（   ）

A. 脓痰   B. 铁锈色痰   C. 白色泡沫样痰

D. 痰中有血丝   E. 白色黏痰

12. 大叶性肺炎患者咳铁锈色痰的原因是（　　　）

A. 肺泡内有红细胞

B. 肺泡内有中性粒细胞渗出

C. 肺泡内的红细胞被巨噬细胞吞噬后转变

D. 肺泡内浆液渗出

E. 细菌破坏

13. 下列哪一项不是大叶性肺炎的并发症（　　　）

A. 肺肉质变　　　　　　　B. 肺脓肿和脓胸　　　　　　C. 慢性阻塞性肺疾病

D. 感染性休克　　　　　　E. 败血症

14. 小叶性肺炎的病变性质是（　　　）

A. 纤维素性炎　　　　　　B. 浆液性炎　　　　　　　　C. 出血性炎

D. 化脓性炎　　　　　　　E. 卡他性炎

15. 下列哪一种肺炎易并发心力衰竭、呼吸衰竭（　　　　）

A. 支原体肺炎　　　　　　B. 小叶性肺炎　　　　　　　C. 流感病毒性肺炎

D. 大叶性肺炎　　　　　　E. 衣原体肺炎

16. 小叶性肺炎患者咳痰的特点是（　　　）

A. 脓痰　　　　　　　　　B. 铁锈色痰　　　　　　　　C. 白色泡沫样痰

D. 痰中有血丝　　　　　　E. 白色黏痰

17. 下列不属于小叶性肺炎的是（　　　）

A. 麻疹后肺炎　　　　　　B. 坠积性肺炎　　　　　　　C. 吸入性肺炎

D. 病毒性肺炎　　　　　　E. 手术后肺炎

18. 小叶性肺炎不同于大叶性肺炎的是前者（　　　）

A. 肺泡壁常遭到破坏　　　　　　　　B. 肺泡内有纤维素渗出

C. 肺泡壁不常遭破坏　　　　　　　　D. 肺泡内有中性粒细胞渗出

E. 肺泡壁有炎症细胞浸润

19. 病毒性肺炎属于（　　　）

A. 纤维素性炎　　　　　　B. 化脓性炎　　　　　　　　C. 间质性炎

D. 出血性炎　　　　　　　E. 增生性炎

20. 诊断病毒性肺炎的主要依据是（　　　）

A. 红细胞　　　　　　　　B. 病毒包涵体　　　　　　　C. 淋巴细胞

D. 单核细胞　　　　　　　E. 中性粒细胞

21. 下列关于病毒性肺炎的描述，错误的是（　　　）

A. 支气管也有炎性病变　　　　　　　B. 具有传染性

C. 可检测出病毒包涵体　　　　　　　D. 肺泡内有大量浆液性渗出物

E. 病变以肺间质为主

22. 患儿，男，5岁，上幼儿园。出现发热、剧烈干咳1日，X线示肺部节段性阴影，咽拭子可培养出肺炎支原体。可初步诊断为（ ）

A. 小叶性肺炎　　　　　　　B. 大叶性肺炎　　　　　　　C. 病毒性肺炎

D. 支原体肺炎　　　　　　　E. 吸入性肺炎

23. 支原体肺炎的咳嗽及咳痰特点是（ ）

A. 剧烈咳嗽、黏液脓痰　　　B. 咳嗽轻、黏液脓痰　　　　C. 剧烈咳嗽、无痰

D. 咳嗽轻、无痰　　　　　　E. 咳大量脓痰

病变辨识题

1. 图6-16为慢性支气管炎的镜下结构，图中在红色方框内1处的上皮发生的病变为_____，黄色方框内2处浸润的白细胞主要是_____。

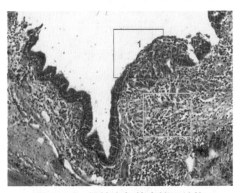

图6-16　慢性支气管炎镜下结构

A. 化生，中性粒细胞　　　　　　B. 化生，单核细胞

C. 化生，淋巴细胞　　　　　　　D. 水肿变性，成纤维细胞

E. 脂肪变性，单核细胞

2. 大叶性肺炎的主要发生人群为_____，图6-17为大叶性肺炎_____。

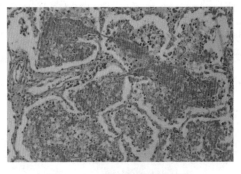

图6-17　大叶性肺炎镜下观

A. 中老年，红色肝样变期　　　　B. 中老年，灰色肝样变期

C. 青壮年，红色肝样变期　　　　D. 青壮年，灰色肝样变期

E. 婴幼儿，充血水肿期

任务五
扫码看答案

（张佳玲　朱科科）

项目七 消化系统疾病

学习目标

1. 知识目标

（1）掌握：溃疡病的好发部位、形态特点、结局及合并症；病毒性肝炎的基本病变特点；各类型病毒性肝炎的病变和临床病理联系；门脉性肝硬化的病变特点和临床病理联系。

（2）熟悉：慢性萎缩性胃炎的病变特点和并发症。

2. 能力目标

（1）能够辨识溃疡病的肉眼和镜下病变特点及其与溃疡型胃癌的区别。

（2）能够用疾病的病理变化去分析解释病毒性肝炎、肝硬化的临床表现。

3. 素质目标

（1）培养学生实事求是的科学精神。

（2）培养学生对消化系统疾病的健康宣教意识。

（3）培养学生医者仁心，把人民的生命安全和身体健康放在首位的责任心和职业道德。

任务一：课前诊断

复习与本章实验课程密切相关的解剖学、组织学、生理学及病理学等理论课知识。自我诊断相关知识的储备情况，明确学习目标，增强学习动力，提高实验课堂学习效果。

1. 图 7-1 是胃壁结构示意图。

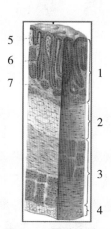

图 7-1　胃壁结构

A. 黏膜下层　　　　B. 肌层　　　　　C. 胃小凹　　　　D. 胃底腺

E. 黏膜　　　　　　F. 浆膜　　　　　G. 固有层

（1）图中标号 1 表示的胃壁结构名称是（　　　）

（2）图中标号 2 表示的胃壁结构名称是（　　　）

（3）图中标号 3 表示的胃壁结构名称是（　　　）

（4）图中标号 4 表示的胃壁结构名称是（　　　）

（5）图中标号 5 表示的胃壁结构名称是（　　　）

（6）图中标号 6 表示的胃壁结构名称是（　　　）

（7）图中标号 7 表示的胃壁结构名称是（　　　）

2. 观察图 7-2，回答问题。

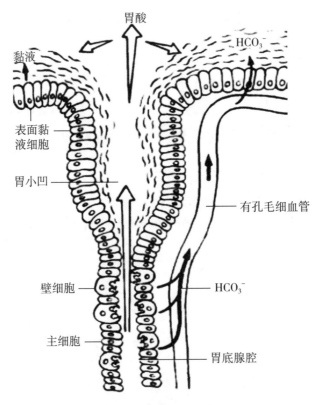

图 7-2　胃黏膜防御屏障

胃黏膜的防御屏障是由上皮细胞之间的＿＿连接，以及黏膜分泌的＿＿和＿＿共同构成的，可以抵御＿＿＿＿和＿＿＿＿对胃黏膜的损伤。

A. 紧密　HCO_3^-　不可溶性黏液凝胶　胃酸　胃蛋白酶

B. 桥粒　OH^-　不可溶性黏液凝胶　胃酸　胃淀粉酶

C. 中间　OH^-　不可溶性黏液凝胶　胃酸　胃淀粉酶

D. 缝隙　HCO_3^-　不可溶性黏液凝胶　胃酸　胃蛋白酶

3. 观察肝小叶镜下表现（图 7-3），回答问题。

A. 肝窦　　　　B. 肝索　　　　C. 中央静脉　　　　D. 门管区

（1）图中标号 1 表示的肝小叶结构名称是（　　　）

（2）图中标号 2 表示的肝小叶结构名称是（　　　）

（3）图中标号 3 表示的肝小叶结构名称是（　　　）

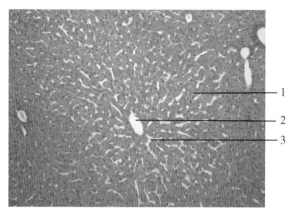

——1
——2
——3

图 7-3　肝小叶镜下观

4. 观察肝脏血液循环示意图（图 7-4），回答问题。

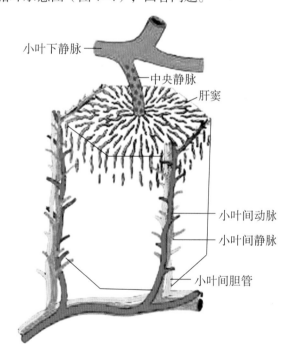

小叶下静脉——
——中央静脉
肝窦
小叶间动脉
小叶间静脉
小叶间胆管

图 7-4　肝脏血液循环

肝门静脉→_____→肝窦→_____→小叶下静脉→肝静脉；肝动脉→_____→肝窦→_____→小叶下静脉→肝静脉。

A. 中央静脉，小叶间静脉，小叶间动脉，肝门静脉

B. 小叶间静脉，中央静脉，小叶间动脉，中央静脉

C. 肝毛细血管，中央静脉，小叶间动脉，中央静脉

D. 中央静脉，肝毛细血管，小叶间动脉，中央静脉

5. 观察肝门静脉系统示意图（图 7-5），回答问题。

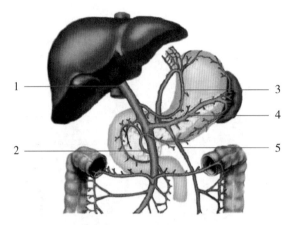

图 7-5　肝门静脉系统

A. 肝门静脉　　　　　　　B. 胃冠状静脉　　　　　　C. 脾静脉

D. 肠系膜下静脉　　　　　E. 肠系膜上静脉

（1）图中标号 1 表示的血管名称是（　　　　）

（2）图中标号 2 表示的血管名称是（　　　　）

（3）图中标号 3 表示的血管名称是（　　　　）

（4）图中标号 4 表示的血管名称是（　　　　）

（5）图中标号 5 表示的血管名称是（　　　　）

任务一
扫码看答案

6. 肝硬化最常见的并发症是（　　　　）

A. 肝性脑病　　　　　　　B. 原发性肝癌　　　　　　C. 肝肾综合征

D. 上消化道出血　　　　　E. 自发性腹膜炎

 任务二：课中实操

一、实验材料

1. **大体标本**　Ⅶ-1 急性普通型肝炎；Ⅶ-2 急性重型肝炎；Ⅶ-3 亚急性重型肝炎；Ⅶ-4 门脉性肝硬化；Ⅶ-5 胆汁性肝硬化；Ⅶ-6 食管静脉曲张；Ⅶ-7 慢性胃溃疡；Ⅶ-8 胃癌（溃疡型）；Ⅶ-9 食管癌（蕈伞型）；Ⅶ-10 食管癌（溃疡型）；Ⅶ-11 食管癌（髓质型）；Ⅶ-12 胃癌（弥漫浸润型）；Ⅶ-13 结肠癌（隆起型）；Ⅶ-14 结肠癌（浸润型）；Ⅶ-15 结肠癌（胶样型）；Ⅶ-16 肝癌（巨块型）；Ⅶ-17 肝癌（结节型）；Ⅶ-18 肝癌（弥漫型）。

2.组织切片　消1急性普通型肝炎；消2慢性胃溃疡；消3急性重型肝炎；消4慢性肝炎；消5门脉性肝硬化。

二、实验内容

（一）大体标本观察

1.Ⅶ-1急性普通型肝炎　肝脏肿大，被膜紧张，色泽苍白，边缘外翻。切面实质隆起，间质相对凹陷（图7-6）。

2.Ⅶ-2急性重型肝炎　肝脏体积缩小，被膜皱缩，重量减轻，质地柔软。切面较平滑，部分肝组织颜色因胆汁淤积而呈黄色或黄绿色，部分因出血而发红（图7-7）。

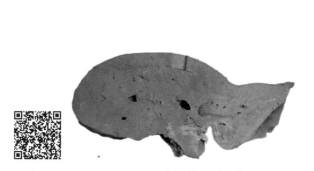
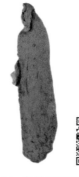

图7-6　急性普通型肝炎　　　　图7-7　急性重型肝炎

3.Ⅶ-3亚急性重型肝炎　肝脏体积缩小，被膜皱缩，表面略有高低不平。表面和切面可见再生的肝细胞结节，散在的粟粒至黄豆大小的灰白色结节，结节之间肝组织结构不清，呈萎缩状（图7-8）。

4.Ⅶ-4门脉性肝硬化　肝脏体积缩小，质地变硬。肝脏表面和切面布满了大小较一致的小结节，绿豆至黄豆大小，呈灰黄色，边界清楚。结节间为纤维结缔组织包绕，宽窄比较均匀一致（图7-9）。

扫码看视频

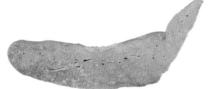
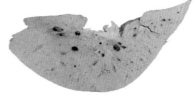

图7-8　亚急性重型肝炎　　　　图7-9　门脉性肝硬化

5.Ⅶ-5胆汁性肝硬化　肝脏体积缩小，质地变硬。呈黄绿色外观，表面较光滑，可见均匀的细小颗粒突起。切面因胆汁淤积而呈暗绿色，肝小叶呈斑点状，其间有灰白色纤维分割（图7-10）。

6.Ⅶ-6食管静脉曲张　标本为患者的食管及胃。食管黏膜下可见扩张的静脉，增粗、弯曲（图7-11），正常食管黏膜无此现象。

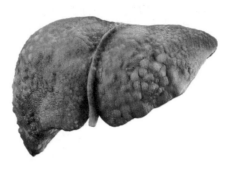

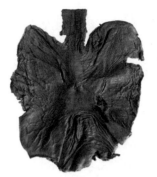

图 7-10 胆汁性肝硬化　　　　图 7-11 食管静脉曲张

　　7.Ⅶ-7 **慢性胃溃疡**　标本为手术切除的胃的一部分，胃黏膜底部可见一个直径1cm左右的圆形溃疡。溃疡边缘整齐，底部平坦，有少许炎性渗出物附着。溃疡四周的黏膜皱襞呈放射状（受溃疡底部瘢痕组织的牵拉而呈放射状）。溃疡深达肌层，其底部已有瘢痕形成（图 7-12）。

　　8.Ⅶ-8 **胃癌（溃疡型）**　手术切除胃的一部分。胃黏膜可见一直径 1.5cm 的溃疡，形状不规则，边缘隆起，似火山口状，底部高低不平，为灰白色的癌组织。溃疡周围黏膜破坏中断。切面见肿瘤向肌层浸润（图 7-13）。

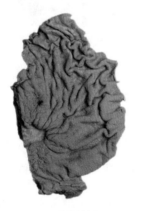

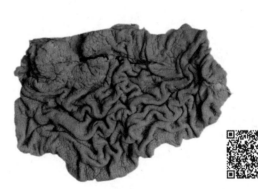

图 7-12 慢性胃溃疡　　　　图 7-13 胃癌（溃疡型）

　　9.Ⅶ-9 **食管癌（蕈伞型）**　食管一段（已切开）。食管黏膜表面有一蕈伞样肿物，椭圆形，肿物向管腔隆起，基底部较小；肿瘤表面缺血坏死、脱落，形成溃疡（图7-14）。

　　10.Ⅶ-10 **食管癌（溃疡型）**　食管一段（已切开）。食管黏膜面有一沿食管长轴生长的溃疡型肿物。溃疡边缘呈堤状隆起，形状不规整，皿状或似火山口样；底部凹凸不平，常有坏死和出血，坏死组织脱落形成溃疡；周围黏膜中断，呈结节状肥厚（图7-15）。

　　11.Ⅶ-11 **食管癌（髓质型）**　食管切除标本（管腔已剪开）。灰白色癌组织沿食管壁生长、浸润，管壁均匀增厚，癌肿表面见脑回样皱褶，质脆，中心部坏死；癌肿已累及食管全周大部，使管腔狭窄或阻塞；肿瘤向肌层浸润（图 7-16）。

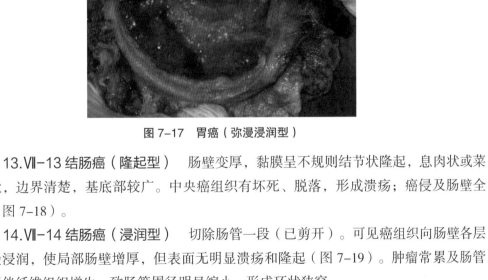

图 7-14　食管癌　　　　　　图 7-15　食管癌　　　　　　图 7-16　食管癌

（蕈伞型）　　　　　　　　　（溃疡型）　　　　　　　　　（髓质型）

12.Ⅶ-12 胃癌（弥漫浸润型）　胃标本（已沿大弯侧剪开）。癌组织沿胃壁内呈弥漫性浸润，胃壁增厚、变硬，胃腔缩小；黏膜皱襞消失，似皮革（图 7-17），称为革囊胃（皮革胃）。

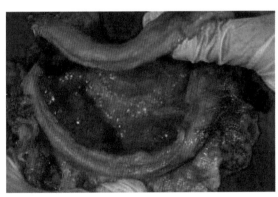

图 7-17　胃癌（弥漫浸润型）

13.Ⅶ-13 结肠癌（隆起型）　肠壁变厚，黏膜呈不规则结节状隆起，息肉状或菜花状，边界清楚，基底部较广。中央癌组织有坏死、脱落，形成溃疡；癌侵及肠壁全层（图 7-18）。

14.Ⅶ-14 结肠癌（浸润型）　切除肠管一段（已剪开）。可见癌组织向肠壁各层弥漫浸润，使局部肠壁增厚，但表面无明显溃疡和隆起（图 7-19）。肿瘤常累及肠管全周伴纤维组织增生，致肠管周径明显缩小，形成环状狭窄。

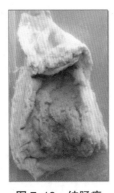

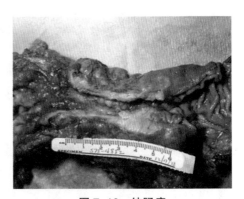

图 7-18　结肠癌　　　　　　　　　　图 7-19　结肠癌

（隆起型）　　　　　　　　　　　（浸润型）

15.Ⅶ-15 结肠癌（胶样型）　肿瘤外形各异，可呈隆起状、溃疡或弥漫浸润，但外观及切面均呈半透明胶冻状（图 7-20）。

16.Ⅶ-16 肝癌（巨块型）　切除肝脏标本（已切开）。肝右叶有一巨大肿物，癌肿直径约 13.0cm，灰白色，质脆，中心有坏死和出血，无被膜；周围有小卫星癌结节（图 7-21）。

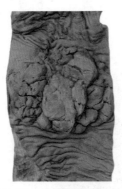

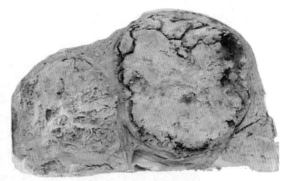

图 7-20　结肠癌（胶样型）　　　　　图 7-21　肝癌（巨块型）

17.Ⅶ-17 肝癌（结节型）　肝脏标本（已切开）。肝表面和切面有多个圆形、椭圆形散在分布的癌结节，直径数毫米至数厘米，有的相互融合成大结节（图 7-22）。

18.Ⅶ-18 肝癌（弥漫型）　癌组织弥散于肝内，结节不明显（图 7-23），常发生在肝硬化基础上，易与肝硬化相混淆。

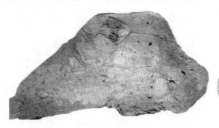

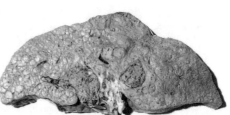

图 7-22　肝癌（结节型）　　　　　　图 7-23　肝癌（弥漫型）

（二）切片标本观察

1.消1 急性普通型肝炎 肝细胞肿大（肝细胞水肿），胞质疏松、淡染；有的肝细胞高度肿胀，胞质透明，称为肝细胞的"气球样变"。肝窦受压变窄。偶见肝细胞嗜酸性变，胞质浓缩，呈均匀的深红染；核也浓缩，继而消失，肝细胞呈均匀红染的小体，称"嗜酸性小体"。散在肝细胞点状坏死，坏死仅累及几个肝细胞，坏死肝细胞溶解消失，局部淋巴细胞浸润。有时可见枯否细胞增生、肥大，突出于窦壁；再生的肝细胞体积大，核大、深染，胞质染色较深，可呈双核。门管区小胆管增生明显，增生的小胆管内皮细胞肥大，在增生的小胆管内和某些肝细胞中可见淤胆现象（图7-24）。

扫码看视频

2.消2 慢性胃溃疡 肉眼观察切片，见凹陷缺损处为溃疡。低倍镜下可见溃疡深达肌层，胃壁的黏膜、黏膜下层、肌层的连续性中断。高倍镜下从溃疡底部表面至深部观察，最上层为渗出层（红染的纤维素交织成片状，并有白细胞渗出）；第二层为坏死层（红染的无结构坏死物）；第三层为肉芽组织层，其内可见向着溃疡面生长的新生的血管和成纤维细胞；第四层为瘢痕组织层，直达胃浆膜。溃疡边缘和底部可见小动脉硬化（图7-25）。

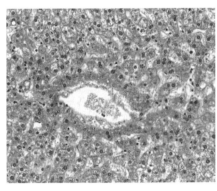

图7-24　急性普通型肝炎（镜下）

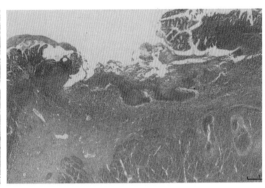

图7-25　慢性胃溃疡（镜下）

3.消3 急性重型肝炎 镜下见大片肝细胞溶解坏死乃至消失，仅有少量存活的肝细胞呈岛屿状。肝小叶正常结构难以辨认。坏死区可见残留的扩张、充血的肝窦和网状支架轮廓。残留的肝细胞呈脂肪变性，并可见毛细胆管淤胆现象（图7-26）。

4.消4 慢性肝炎 肝小叶结构破坏，肝细胞明显变性坏死，以小叶周边为重。小叶周边界板破坏（碎片状坏死），坏死严重时见坏死带与邻近的肝小叶的中央静脉或门管区相连接（桥接坏死）。坏死灶内可见以淋巴细胞为主的炎症细胞浸润（图7-27）。

5.消5 门脉性肝硬化 肝脏正常结构破坏，出现大小不等的假小叶，由增生的纤维组织包绕。有的假小叶比正常的肝小叶大，有的则较小。假小叶内肝细胞大小不一，排列紊乱，中央静脉偏位或缺如。有的假小叶内，肝细胞发生变性、坏死，肝窦扩张、淤血。假小叶周围的纤维间隔及汇管区有较多的淋巴细胞浸润，可见增生的小胆管（图7-28）。

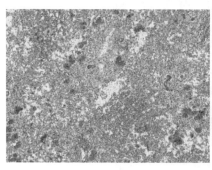

图7-26 急性重型肝炎（镜下）

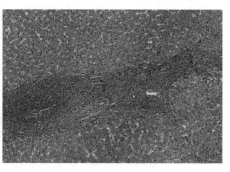

图7-27 慢性肝炎（镜下）

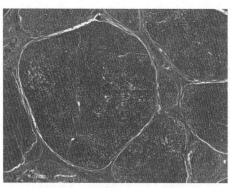

图7-28 门脉性肝硬化（镜下）

扫码看视频

任务三：课后拓展

患者，男，66岁，退休工人。突然呕血1小时入院。

现病史：患者去年6月在某医院被诊断为"肝硬化失代偿期"。1小时前进食晚餐后出现恶心，呕出鲜红色血液，量约300mL，无血凝块，伴头晕、心悸、口干。入院后又呕鲜血约500mL，头昏、乏力，次晨共解柏油样便2次，每次约150g。患者有乙肝病史多年；确诊"肝硬化"1年余。

入院体检：体温37.1℃，脉搏80次/分，呼吸21次/分，血压105/70mmHg，慢性病容，前胸见两处蜘蛛痣，巩膜清，有肝掌，腹膨软，肝肋下未及，脾肋下3cm，腹部移动性浊音阳性。

实验室检查：①肝肾功能：总蛋白47.0g/L，白蛋白26.3g/L，球蛋白20.7g/L，白球比（A/G）1.3，总胆红素27.9μmol/L，直接胆红素8.5μmol/L，谷丙转氨酶120U/L，尿素氮8.10mmol/L，肌酐120μmol/L，葡萄糖7.60mmol/L。②乙肝标志物测定（ELISA法）：HBsAg阳性，HBcAg阳性，抗HBc阳性。③胃镜：食管中下段静脉中重度扩张。④B超：提示肝硬化，肝门静脉高压，脾大，中等量腹水。⑤腹水常规检查为漏出液。腹水病理检查未见癌细胞。

住院后因再次大出血抢救无效而死亡。

完成以下工作任务：

（1）根据提供的病史及检查结果，患者的诊断可能是什么？说明诊断依据。

（2）解释患者出现的症状和体征。

 课程思政

"中国乙肝疫苗之母"——陶其敏

2020 年，国务院新闻办公室发布了一个振奋人心的消息：中国 5 岁以下儿童乙型肝炎病毒（HBV）感染率降至 1% 以下！中国从此摘掉了"乙肝大国"的帽子，被世界卫生组织誉为发展中国家典范。

在这来之不易的胜利背后，是一代代中国科学家的艰辛付出。这其中有一位女性尤其值得我们铭记，她叫陶其敏，也常常被媒体称为"中国乙肝疫苗之母"。

20 世纪 70 年代，陶其敏教授开始逐渐接触乙肝疫苗的研究工作，经过多年的艰苦探索和实验，终于研发出了一种血源性乙肝疫苗。因为疫苗没有临床试验数据，为了获得一手数据，陶其敏教授直接拿自己做实验，她将乙肝疫苗注射到自己体内。在注射完疫苗之后，她对两个女儿说："接下来的一段时间，离妈妈远一点儿。"

后来结果表明，陶其敏教授不仅没有被乙肝疫苗所害，疫苗还在她体内催生出了许多抗体。中国的第一支乙肝疫苗在第一个研制它的人身上试验成功！

陶其敏教授冒着极大风险，亲身证明了乙肝疫苗的安全可靠。

真正的奋斗者，总是在路上。

在肝病研究方面，陶其敏教授从未止步！

除了研制出中国第一支血源性乙肝疫苗外，陶其敏教授还带领团队书写了多项中国肝病研究的"第一"，在病毒性肝炎研究领域做出了卓越的贡献：

明确首例中国乙型肝炎病毒携带者；

自行研制出中国第一套乙型肝炎检测试剂盒；

研制出第一套丙型肝炎检测试剂盒；

率先建立达到国际先进水平的丙型肝炎病毒基因检测方法。

如今，在几代科研工作者的艰苦努力下，在数以千万计的基层防疫工作者、医务人员的共同努力下，我国终于摘掉了乙肝大国的帽子！我们要向无数默默无闻，却把自己的一生都奉献给国家和人民的"陶其敏"们，致敬！

1. 慢性萎缩性胃炎的病变特点及病理意义

（1）病变特点：病变区腺上皮萎缩，腺体变小并可有囊性扩张；常出现上皮化生（假幽门腺化生及肠上皮化生）；在黏膜全层有不同程度的淋巴细胞和浆细胞浸润。

（2）病理意义：慢性萎缩性胃炎患者出现肠上皮化生时，可发生癌变。

2. 溃疡病的病变特点及其并发症

（1）病变特点：胃溃疡多位于胃小弯侧，呈圆形或椭圆形，直径较小。溃疡边缘整齐平坦，状如刀切，底部平坦洁净，深浅不一。较浅者仅累及黏膜下层，深者可深达肌层或浆膜层。邻近溃疡周围的胃黏膜皱襞因受溃疡底部瘢痕组织的牵拉而呈放射状。十二指肠溃疡多发生在十二指肠球部前壁或后壁。溃疡一般较小，直径多在1cm以内，其形态特点与胃溃疡相似。镜下观察，溃疡主要有四层：渗出层、坏死层、肉芽组织层、瘢痕组织层。

（2）并发症：出血、穿孔、幽门梗阻、癌变。

3. 病毒性肝炎的基本病理变化

（1）变质：①肝细胞变性：水肿变性、嗜酸性变性。②肝细胞坏死：溶解坏死、嗜酸性坏死。

（2）渗出：汇管区及小叶坏死灶周围有不同程度的淋巴细胞、单核细胞等炎症细胞浸润。

（3）增生：肝细胞再生，间质反应性增生。

4. 肝细胞气球样变　肝细胞内水分增多，肝细胞肿胀，胞质疏松呈网状、半透明，称为胞质疏松化。进一步发展，肝细胞高度肿胀，呈圆球形，胞质几乎完全透明，称为气球样变。

5. 嗜酸性小体　病毒性肝炎时，病变肝细胞因胞质内水分脱失浓缩，体积缩小，嗜酸性染色增强，称为嗜酸性变。嗜酸性变进一步发展，肝细胞胞质进一步浓缩，体积进一步缩小，胞核固缩、碎裂消失，最后只剩下深红染圆形小体，称为嗜酸性小体，又称嗜酸性坏死，为单个细胞的死亡，属细胞凋亡。

6. 点状坏死　为肝小叶内散在的单个至数个肝细胞的坏死。

7. 碎片状坏死　为小叶周边的肝细胞界板破坏，界板肝细胞呈灶状坏死、崩解。

8. 桥接坏死　为中央静脉与汇管区之间或两个中央静脉之间出现互相连接的肝细胞坏死带。

9. 大片状坏死　肝小叶内全部或大部分肝细胞坏死。

10. 病毒性肝炎的临床病理类型

（1）急性（普通型）肝炎：最常见，分黄疸型和无黄疸型，两者病变基本相同。

镜下观：广泛的肝细胞变性而坏死轻微。肝细胞变性以胞质疏松化和气球样变最为多见，嗜酸性变亦较常见。坏死多为散在的点状坏死，嗜酸性小体亦可见到。

（2）慢性（普通型）肝炎：分为轻、中、重度三类。

1）轻度：有点、灶状坏死，偶见轻度碎片状坏死，汇管区周围纤维增生，肝小叶结构完整。

2）中度：肝细胞坏死明显，有中度碎片状坏死及特征性的桥接坏死。肝小叶内有纤维间隔形成，但小叶结构大部分保存。

3）重度：肝细胞坏死重且广泛，有重度的碎片状坏死及大范围桥接坏死。坏死区出现肝细胞不规则再生。小叶周边与小叶内肝细胞坏死区间形成纤维条索连接。纤维间隔分割肝小叶结构。

（3）急性重型肝炎：肝细胞坏死严重而广泛。肝索解离，肝细胞溶解，出现弥漫性的大片肝细胞坏死。肝细胞再生现象不明显。

（4）亚急性重型肝炎：既有大片的肝细胞坏死，又有肝细胞结节状再生。

11. 肝硬化 指反复交替发生的肝细胞弥漫性变性、坏死，纤维组织增生及肝细胞结节状再生导致的肝结构和血液循环改建，肝脏变形、变硬。

12. 假小叶 正常肝小叶结构被破坏，由广泛增生的纤维组织将肝小叶或肝细胞再生结节分割包绕成大小不等、圆形或椭圆形的肝细胞团，称为假小叶。

13. 肝硬化门脉高压的形成机制 ①肝窦受纤维组织压迫而扭曲变形（肝窦阻塞或减少），肝窦内压升高，肝门静脉回流障碍。②肝动脉与肝门静脉分支形成异常吻合支（窦前吻合），压力高的动脉血进入肝门静脉使后者压力增高。③假小叶形成及肝实质纤维化压迫小叶下静脉（窦后阻塞），致肝门静脉回流受阻。

14. 肝硬化腹水形成的原因 ①小叶中央静脉及小叶下静脉受压，肝窦内压升高，液体自窦壁漏出，部分经肝被膜漏入腹腔。②门脉高压，胃肠淤血、水肿，血管内压升高，水分及血浆蛋白漏出。③肝灭活功能减退，抗利尿激素、醛固酮等分解减少，在血液中水平增高，导致钠水潴留。④肝功能降低，白蛋白合成减少，血浆胶体渗透压下降。

15. 门脉高压的常见症状和体征 ①脾大，脾功能亢进。②胃肠淤血。③腹水形成。④侧支循环形成。

16. 肝功能不全的常见临床表现 ①雌激素代谢障碍。②出血倾向。③血浆蛋白变化。④黄疸。⑤肝性脑病。

17. 肝硬化患者的常见死亡原因 肝性脑病、上消化道大出血、感染、癌变。

18. 食管癌的好发部位 食管癌大多发生在三个生理狭窄处，以中段最多见，下段次之，上段最少。

19. 早期食管癌的特点 早期食管癌临床无明显症状，病变局限，多为原位癌或黏膜内癌。

20. **中晚期食管癌的类型**　大体可分四型：髓质型、蕈伞型、溃疡型、缩窄型。组织学分类 90% 为鳞癌，腺癌次之。

21. **早期胃癌的概念**　癌组织浸润仅限于黏膜层及黏膜下层者均属早期胃癌。

22. **革囊胃**　浸润型胃癌，大体见胃壁增厚变硬、胃腔缩小、皱襞消失似革制囊袋，称为革囊胃。

23. **大肠癌的好发部位及大体类型**　首先是直肠，其次为乙状结肠，两者可占全部病例的 2/3 以上；再次是盲肠、升结肠、降结肠、横结肠。大体可分为四型：隆起型、溃疡型、浸润型、胶样型。

24. **早期肝癌**　单个瘤结节直径在 3cm 以下，或结节数目不超过两个，其直径总和在 3cm 以下。

25. **中晚期肝癌大体类型**　巨块型、结节型、弥漫型。

任务五：课后测试，检验提高

A1 型题

1. 胃溃疡的好发部位是（　　　　）

A. 胃后壁　　　　　　　　B. 胃底　　　　　　　　　　C. 胃大弯近贲门处

D. 胃小弯靠近幽门部　　　E. 胃体

2. 下列关于胃溃疡的描述错误的是（　　　　）

A. 呈圆形或椭圆形　　　　　　　　B. 可有多个溃疡

C. 边缘整齐，深达肌层　　　　　　D. 底部有瘢痕形成

E. 溃疡周围黏膜皱襞中断，呈结节状肥厚

3. 复合性溃疡指（　　　　）

A. 同时有胃、十二指肠溃疡　　　　B. 胃大、小弯溃疡

C. 胃体、胃窦溃疡　　　　　　　　D. 胃溃疡并发幽门梗阻

E. 胃体、胃底溃疡

4. 关于十二指肠溃疡病变，下列哪项说法错误（　　　　）

A. 球部后壁亦常见　　　B. 大而深　　　　　　C. 多为圆形

D. 球部前壁多见　　　　E. 溃疡一般只有一个

5. 关于溃疡底部的组织学结构，下列哪项说法不正确（　　　　）

A. 渗出层　　　　　　　B. 坏死层　　　　　　C. 肉芽肿层

D. 瘢痕层　　　　　　　E. 肉芽组织层

6. 胃溃疡的常见并发症中不包括（　　　　）

A. 胃炎　　　　　　　　B. 出血　　　　　　　C. 恶变

D. 穿孔　　　　　　　　E. 幽门梗阻

7. 某男性，36 岁，汽车司机，常感胃不适，时而疼痛，诊断为胃溃疡。其不加重视，一日暴亡，尸检时发现腹腔有大量积血。则死因可能是（　　　）

A. 腹水　　　　　　　　　B. 肝动脉硬化　　　　　　C. 肾出血

D. 胃溃疡造成的大出血　　E. 以上各项都不可能

8. 下列哪项不是溃疡型胃癌的特点（　　　）

A. 形状不整齐，呈火山口状　B. 直径常＞2cm　　　　　C. 较深

D. 边缘隆起　　　　　　　E. 周围黏膜皱襞中断

9. 在病毒性肝炎的基本病变中，肝细胞最常见的变性是（　　　）

A. 细胞水肿　　　　　　　B. 嗜酸性变　　　　　　　C. 胆色素沉积

D. 脂肪变性　　　　　　　E. 玻璃样变性

10. 急性普通型肝炎主要的病理变化是（　　　）

A. 肝细胞广泛变性，点状坏死

B. 肝细胞广泛变性，碎片状坏死和桥接坏死

C. 肝细胞广泛变性，碎片状坏死

D. 肝细胞广泛变性，桥接坏死

E. 肝细胞点状坏死和桥接坏死

11. 各型肝炎的基本病理变化是（　　　）

A. 以炎症细胞浸润为主　　　　　B. 以肝细胞再生为主

C. 以肝细胞变性坏死为主　　　　D. 以小胆管增生为主

E. 以肝细胞坏死为主

12. 容易发展为门脉性肝硬化的病毒性肝炎是（　　　）

A. 急性肝炎　　　　　　　B. 轻度慢性肝炎　　　　　C. 重度慢性肝炎

D. 急性重型肝炎　　　　　E. 亚急性重型肝炎

13. 重度慢性肝炎与中度慢性肝炎病理上最主要的区别是（　　　）

A. 炎症细胞浸润程度　　　B. 病程长短　　　　　　　C. 纤维组织增生程度

D. 肝细胞变质程度　　　　E. 汇管区纤维组织增生

14. 既有肝细胞大片坏死，又有肝细胞结节状再生的是下列哪种肝炎（　　　）

A. 急性普通型肝炎　　　　B. 轻度慢性肝炎　　　　　C. 中度慢性肝炎

D. 急性重型肝炎　　　　　E. 亚急性重型肝炎

15. 各型肝炎肝细胞坏死程度的描述中，哪项是错误的（　　　）

A. 急性普通型肝炎——点状坏死

B. 中度慢性肝炎——碎片状坏死及桥接坏死

C. 急性重型肝炎——大片坏死

D. 亚急性重型肝炎——碎片状坏死

E. 重度慢性肝炎——重度碎片状坏死及桥接坏死

16. 一患者起病急，病情进展迅速，肝体积显著缩小，色黄，质地柔软，镜下见肝细胞广泛大片坏死，有大量单个核炎症细胞浸润，应诊断为（　　　）

  A. 急性普通型肝炎   B. 轻度慢性肝炎   C. 中度慢性肝炎

  D. 重度慢性肝炎   E. 急性重型肝炎

17. 门脉性肝硬化的特征性病变是（　　　）

  A. 肝细胞变性坏死   B. 假小叶形成

  C. 肝内有大量结缔组织增生   D. 小胆管增生

  E. 肝小叶间纤维组织增生

18. 门脉性肝硬化时引起患者死亡的主要原因之一是（　　　）

  A. 营养不良   B. 骨髓造血功能降低   C. 脾功能亢进

  D. 上消化道大出血   E. 腹水

19. 肝性脑病患者产生的假性神经递质是（　　　）

  A. 苯乙胺和酪氨   B. 苯丙氨酸和酪氨酸

  C. 苯乙醇胺和羟苯乙醇胺   D. 左旋多巴和多巴胺

  E. 苯乙醇胺和多巴胺

20. 主要通过消化道传播的肝炎病毒是（　　　）

  A. HAV   B. HBV   C. HCV

  D. HDV   E. HGV

21. 下述哪项不是肝硬化晚期的病理改变（　　　）

  A. 肝细胞变性   B. 假小叶形成   C. 肝淤血、肿大

  D. 纤维组织增生   E. 肝细胞坏死

22. 肝硬化晚期最严重的并发症是（　　　）

  A. 出血   B. 蜘蛛痣   C. 肝性脑病

  D. 黄疸   E. 血浆蛋白降低

23. 下列哪一项不是引起肝硬化腹水的因素（　　　）

  A. 血浆胶体渗透压下降   B. ADH 减少

  C. 醛固酮、抗利尿激素灭活减少   D. 毛细血管流体静水压升高

  E. 窦内压升高，液体漏出

24. 患者，男，49 岁，20 年前曾患"乙肝"，近几年面胸部等常出现蜘蛛状血管痣。1 个月前发现黄疸，肝脏明显肿大，表面高低不平，质较硬，X 线摄片发现肺内多个球形阴影，AFP 阳性，最可能的诊断是（　　　）

  A. 坏死后性肝硬化

  B. 肝硬化，合并肺癌

  C. 肝炎后性肝硬化，合并肝癌及肺转移癌

  D. 胆汁性肝硬化，合并肝癌及肺转移癌

  E. 肺癌合并肝癌

25.肝硬化时蜘蛛状血管痣发生的主要原因是（　　　）

A.门脉压增高，侧支循环形成　　　　　B.肝功能不全，凝血机制障碍

C.低蛋白血症　　　　　　　　　　　　D.血管内压增高

E.雌激素增多

26.诊断门脉性肝硬化时，下列哪项最具有诊断价值（　　　）

A.脾大

B.肝掌及蜘蛛痣

C.白蛋白／球蛋白比例倒置

D.肝穿刺活体组织检查，镜下见有假小叶形成

E.腹腔积液

27.下述有关假小叶的描述中，哪项不正确（　　　）

A.肝细胞索排列紊乱　　　　　　　　　B.肝细胞体积大小不等

C.中央静脉偏位或缺如　　　　　　　　D.肝细胞异型性显著

E.可见汇管区

病变辨识题

1.图 7-29 是胃溃疡镜下观，胃溃疡底部由内向外分四层结构，1、2、3、4 分别是
（　　　）

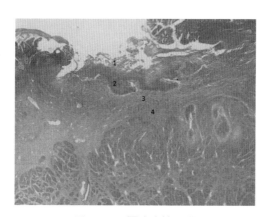

图 7-29　胃溃疡镜下观

A.渗出层，肉芽组织层，瘢痕层，坏死层

B.渗出层，瘢痕层，肉芽组织层，坏死层

C.渗出层，坏死层，肉芽组织层，瘢痕层

D.坏死层，渗出层，肉芽组织层，瘢痕层

E.渗出层，坏死层，肉芽肿层，瘢痕层

2.图 7-30 是肝硬化镜下观，请问绿色框中指的是（　　　），它是肝硬化在显微镜
下的特征性病变。

图 7-30　肝硬化镜下观

A. 肝结节　　　　　　　B. 肝囊肿　　　　　　　　C. 肝血管瘤

D. 肝索　　　　　　　　E. 假小叶

任务五

扫码看答案

（亢春彦）

项目八　泌尿系统疾病

 学习目标

1. 知识目标

（1）掌握：急性弥漫性增生性肾小球肾炎、急进性肾小球肾炎、慢性硬化性肾小球肾炎的主要病变特点；急、慢性肾盂肾炎的基本病变特点。

（2）熟悉：肾小球肾炎的发病机制；肾盂肾炎的病因和发病机制。

（3）了解：肾小球肾炎的发病原因。

2. 能力目标

（1）能够应用组织学、病理学、微生物学等相关学科来解释疾病，并能提出综合诊治、护理方案。

（2）能够基于肾小球肾炎和肾盂肾炎的病变推测患者可能的临床表现。

（3）能够辨识常见的肾小球肾炎类型及其镜下特征。

（4）能够描述肾盂肾炎的病变特征。

3. 素质目标

（1）培养学生独立自主、主动学习的意识，以及实事求是的工作作风和科学的工作态度。

（2）培养严谨科学的思维方法，为参加临床实践及科学研究打下坚实的知识基础。

（3）培养学生的医德医风，培养医学生良好的职业道德和高尚情操。

 任务一：课前诊断

复习与本章实验课程密切相关的解剖学、组织学、生理学及病理学等理论课知识。自我诊断相关知识的储备情况，明确学习目标，增强学习动力，提高实验课堂学习效果。

1. 图 8-1 为肾脏的切面观，其中 A、B、C 分别为_____。

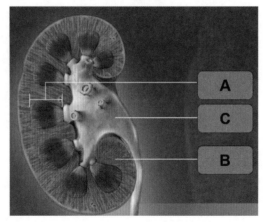

图 8-1 肾脏切面观

A. 肾皮质，肾髓质，肾盂 B. 肾皮质，肾髓质，输尿管

C. 肾髓质，肾皮质，肾盂 D. 肾髓质，肾皮质，输尿管

E. 肾皮质，肾盂，输尿管

2. 图 8-2 是肾小球结构模式图。

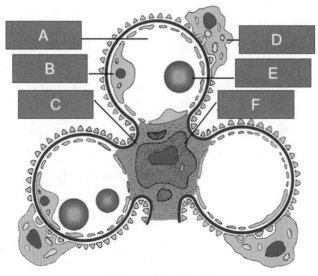

图 8-2 肾小球结构

肾单位由肾小体和肾小管组成。肾小体包括肾小囊和肾小球（血管球）。图中血管球内外的结构 A~F 分别代表_____。

A. 毛细血管，内皮细胞，系膜基质，足细胞，红细胞，系膜细胞

B. 内皮细胞，毛细血管，系膜基质，足细胞，红细胞，系膜细胞

C. 系膜基质，内皮细胞，毛细血管，足细胞，红细胞，系膜细胞

D. 足细胞，内皮细胞，毛细血管，系膜基质，红细胞，系膜细胞

E. 内皮细胞，毛细血管，足细胞，系膜基质，红细胞，系膜细胞

3. 图 8-3 是正常肾脏和肾小球肾炎的对比图。

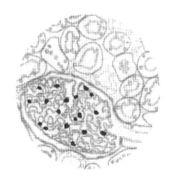

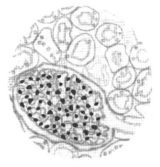

任务一
扫码看答案

图 8-3　正常肾小球和肾小球肾炎

图中，相对于正常的肾小球，病变肾小球的主要特征为_____。

A. 体积明显增大　　　　　　B. 体积明显变小　　　　　　C. 细胞数目明显增多

D. 细胞数目明显减少　　　　E. 变化不明显

4. 肾脏的主要功能有（　　　　）

A. 生成尿液，排出代谢产物　　　　　B. 维持体液平衡及体内酸碱平衡

C. 内分泌功能　　　　　　　　　　　D. 以上都是

E. 以上都不是

5. 能够产生促红细胞生成素的是（　　　　）

A. 肾小囊壁层上皮细胞　　　B. 肾小囊脏层上皮细胞　　　C. 肾小管上皮细胞

D. 肾小管间质细胞　　　　　E. 单核细胞

 任务二：课中实操

一、实验材料

1. **大体标本**　Ⅷ-1 急性肾小球肾炎；Ⅷ-2 慢性肾小球肾炎（硬化性）；Ⅷ-3 肾盂乳头状移行细胞癌。

2. **组织切片**　泌1 急性弥漫性增生性肾小球肾炎；泌2 慢性肾小球肾炎；泌3 慢性肾盂肾炎；泌4 快速进行性肾小球肾炎。

二、实验内容

（一）观察大体标本

1.Ⅷ-1 急性肾小球肾炎　急性肾小球肾炎的肉眼变化为肾轻度或中度肿大、充血（大红肾），被膜紧张，表面光滑，可见微小出血点（蚤咬肾）；切面皮质增厚，髓质充血，皮、髓质分界清楚（图8-4）。

2.Ⅷ-2 慢性肾小球肾炎（硬化性）　肾脏体积缩小，重量减轻，质地变硬，表面呈细颗粒状，切面皮质变薄（图8-5）。为与高血压肾脏病变期相区分，此型被称为继发性颗粒性固缩肾）。

3.Ⅷ-3 肾盂乳头状移行细胞癌　此标本为手术切除的肾脏，冠状面切开；切面有一较大的肿物充满肾盂，肾盂黏膜大部分被破坏，肿物呈灰白色，由无数微细的乳头状增生物组成；有些结构疏松，可见出血坏死（图8-6）。

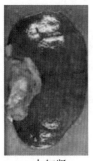 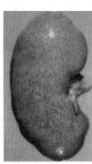 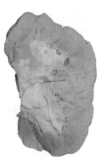

大红肾　　　　　　蚤咬肾

图8-4　急性肾小球肾炎　　　　　图8-5　慢性肾小球肾炎（硬化性）

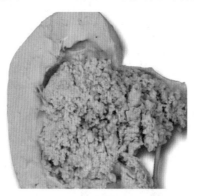

图8-6　肾盂乳头状移行细胞癌

（二）观察切片标本

1.泌1 急性弥漫性增生性肾小球肾炎　病变主要发生在肾小球。肾小球增大，肾小囊变窄；肾小球内细胞数目增多，毛细血管腔闭合；部分肾小球毛细血管基底膜厚薄不一，呈伊红染色，结构模糊，状似纤维素，故称为纤维素样坏死；少数肾小球囊壁层上皮细胞有增生，形成新月体；肾小管内见较多的细胞，另见少量均匀一致的伊红染色的蛋白管型，肾小管上皮细胞浊肿；肾间质血管扩张、充血（图8-7）。

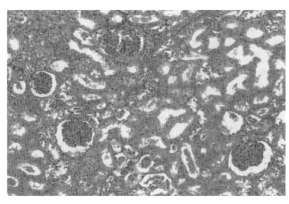

扫码看视频

图 8-7　急性弥漫性增生性肾小球肾炎

2. **泌2 慢性肾小球肾炎**　部分肾小球不同程度纤维化，最终变为红染、均质、无结构的玻璃样小体，称为玻璃球；相应的肾小管萎缩以至消失，萎缩区域由纤维结缔组织增生取代；入球小动脉玻璃样变性、管壁增厚，管腔狭窄甚至闭塞。另一部分肾小球代偿性肥大，相应肾小管不同程度扩张，其中可见较多红染、均质的蛋白管型；肾间质纤维结缔组织增生及慢性炎症细胞浸润；间质小血管壁增厚、玻璃样变性、纤维化呈洋葱皮样，管腔变窄（图8-8）。

3. **泌3 慢性肾盂肾炎**　大部分肾小球正常，仅表现为肾小囊壁增厚；极少数肾小球玻璃样变性；肾小管和间质病变明显。部分肾小管被破坏，管腔内充满脓细胞和坏死的肾小管上皮细胞；个别肾小管扩张。间质弥漫炎症细胞浸润，主要是淋巴细胞和单核细胞，局部有淋巴小结出现；血管壁增厚（图8-9）。

扫码看视频

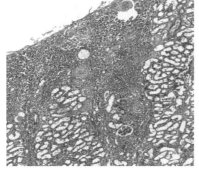

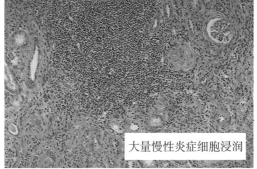

大量慢性炎症细胞浸润

图 8-8　慢性肾小球肾炎　　　　　　图 8-9　慢性肾盂肾炎

4. **泌4 快速进行性肾小球肾炎（新月体性肾小球肾炎）**　超过半数的肾小球内可见肾小囊壁层上皮细胞不同程度的增生，增生的细胞呈月牙状或环状，这些就是新月体（或环状体）；肾小球内毛细血管球受到挤压而变小。有的肾小球已发生纤维化、玻璃样变性；另外见有的肾小球毛细血管内皮细胞及间质细胞增生；肾小管萎缩或消失（图8-10）。

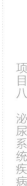

项目八　泌尿系统疾病

扫码看视频

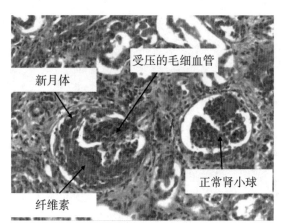

图 8-10 快速进行性肾小球肾炎

任务三：课后拓展

患儿，女，6岁，因尿少，面部水肿10天来住院。平时常有"感冒"。起病前20天曾因上呼吸道感染而有发热、咽痛。

查体：发育良好，颜面水肿、苍白，血压150/95mmHg[正常血压为（90~140）/（60~90）mmHg]，心、肺、肝、脾无异常，肾区叩痛可疑。

实验室检查：24小时尿量350mL（正常600~800mL）。尿常规：蛋白（+++），红细胞（++），白细胞（+），蛋白管型（+）。

完成以下工作任务：

（1）该患儿病理学诊断是什么？

（1）试述上述临床表现的病理学基础。

课程思政

肾移植与社会责任

小明是一名年轻的大学生，他患有终末期肾病，需要进行肾脏移植手术。面对这个挑战，小明不仅积极寻找合适的肾源，还从中感悟到了社会责任并采取了相应行动，展示出了他的个人和社会责任感。

小明的妈妈得知他需要做肾脏移植手术后，主动表示愿意作为亲属捐献者。她经过检测，确定自己的肾脏与小明匹配度较高，决定无私地捐献自己的肾脏。这种亲属之间的相互关爱和奉献精神体现了家庭责任和社会责任。

在接受肾脏移植手术期间，小明深刻认识到许多患有终末期肾病的人面临着长时间等待肾源的困境，他决定利用自己的力量帮助其他患者。他加入了一个肾脏疾病公益组织，并积极参与宣传活动和筹款活动，倡导器官捐赠，为等待肾源的患者提供支持和关怀。

小明也深刻认识到在肾移植领域仍然存在着资源不平等和不合规问题。他通过社交媒体和公开演讲等方式，向公众宣传肾移植的重要性，并呼吁政府和相关机构加强肾源的管理，推动相关政策的改革，确保肾脏移植资源的公平分配，保障更多患者的生命权益。

这个案例反映了个人与社会之间的相互作用和依赖关系，彰显了个人的价值和社会责任感。它提醒我们每个人都应该关注并参与到社会问题中，发挥自己的作用，为构建一个更加公平、和谐和友爱的社会贡献力量。

 任务四：重点知识归纳

1.肾小球肾炎

（1）病因和发病机制：原位免疫复合物形成；循环免疫复合物沉积。

（2）基本病理变化：肾小球肾炎的基本病变包括以下几种。①肾小球细胞增多，系肾小球系膜细胞、内皮细胞和壁层上皮细胞增生所致；②基底膜增厚和系膜基质增多；③炎性渗出和坏死；④玻璃样变性和硬化，为肾小球改变的最终结果。

（3）临床表现：①急性肾炎综合征：血尿、蛋白尿、水肿并出现血压升高。②肾病综合征：大量蛋白尿、全身性水肿、低蛋白血症、高脂血症。③无症状性血尿或蛋白尿。④快速进行性肾炎综合征：血尿、少尿、无尿、高血压和氮质血症、尿毒症。⑤慢性肾炎综合征：多尿、夜尿、低比重尿、高血压。

（4）病理类型：

1）急性弥漫性增生性肾小球肾炎：

A.病理变化：①肉眼观：双侧肾脏轻度到中度肿大，被膜紧张，表面充血，称为大红肾。如表面有较多的出血点，称为蚤咬肾。②镜下观：肾小球体积大，细胞数量增多，毛细血管内皮细胞和系膜细胞增生，毛细血管管腔狭窄或闭塞；肾小球血量减少，管腔内可有纤维素沉积。

B.临床病理联系：常表现为急性肾炎综合征。

2）快速进行性肾小球肾炎：

A.病理变化：①肉眼观：双侧肾脏肿大，色苍白，皮质表面常有点状出血。②镜下观：特征性病变为多数肾小球内有新月体。由增生的壁层上皮细胞和渗出的单核细胞在肾球囊内毛细血管丛周围形成的新月状或环状小体，称为新月体或环状体。

B.临床病理联系：与急性肾炎综合征相比，患者迅速出现少尿、无尿和氮质血症，随病情进展最终可出现肾衰竭。

3）轻微病变性肾小球肾炎：

A.病理变化：①肉眼观：肾脏肿胀、色苍白，切面可有黄白色条纹。②镜下观：肾小球基本正常，近曲小管上皮内出现大量脂质和玻璃样小滴。

B.临床病理联系：主要表现为肾病综合征。

4）膜性肾小球肾炎：

A.病理变化：①肉眼观：双肾肿大，色苍白，有"大白肾"之称。②镜下观：早期改变不明显，之后出现基底膜弥漫性增厚。上皮细胞肿胀，足突消失，上皮下有大量致密沉积物。

B.临床病理联系：主要表现为肾病综合征。

5）膜性增生性肾小球肾炎：

A.病理变化：系膜细胞增生、膜基质增多和基底膜不规则增厚。

B.临床病理联系：多为肾病综合征，其他可为急性肾炎综合征和缓慢发生的蛋白尿。

6）慢性肾小球肾炎：

A.病理变化：①肉眼观：两侧肾脏对称性缩小，表面呈弥漫性细颗粒状，切面皮髓质分界不清，称继发性颗粒性固缩肾。②镜下观：肾小球玻璃样变性纤维化，细小动脉出现明显硬化；肾小管萎缩消失，间质纤维化，病变轻的肾单位常出现代偿性肥大。

B.临床病理联系：蛋白尿、高血压或氮质血症、水肿，晚期则为慢性肾炎综合征。

2.肾盂肾炎　发生于肾小球、肾盂和肾间质的弥漫性化脓性炎症。血源性感染引起的肾盂肾炎较少见，上行性感染引起的多见。

（1）急性肾盂肾炎：

A.病理变化：①肉眼观：肾脏体积增大，表面可见黄白色脓肿。②镜下观：肾组织化脓性炎的改变或脓肿形成。

B.并发症：急性坏死性肾乳头炎、肾盂积脓、肾周围脓肿。

C.临床病理联系：起病急、发热、寒战、白细胞增多、腰部酸痛、肾区叩痛。

（2）慢性肾盂肾炎：

A.病理变化：①肉眼观：不规则瘢痕，两侧改变不对称。②镜下观：间质纤维化，炎症细胞常浸润，后期肾小球可发生纤维化和玻璃样变性。

B.临床病理联系：晚期肾组织大量破坏，可出现氮质血症和尿毒症。

3.肾和膀胱常见肿瘤

（1）肾细胞癌：

A.组织学分类：透明细胞癌、乳头状癌、嫌色细胞癌。

B.病理变化：（肉眼观）多见于上下两极，透明细胞癌常有灶状出血、坏死、软化或钙化；乳头状癌可为多灶和双侧性，病灶可有出血和囊性变。

C.临床病理联系：主要症状是腰部疼痛、肾区包块，血尿最有意义。

（2）肾母细胞瘤：

A. 病理变化：①肉眼观：单个实性、体积大、边界清楚，常有假被膜、灶状出血、囊性变。②镜下观：具有胚胎发育过程不同阶段的幼稚肾小球和肾小管样结构。

B. 临床病理联系：腹部肿块，出现血尿、腹痛或肠梗阻。

（3）膀胱移行细胞癌：

A. 病理变化：①肉眼观：单发或多发，大小不等，分化好者呈乳头状、息肉状，有蒂与膀胱黏膜相连；分化差者呈扁平状突起，基底宽，无蒂。②镜下观：移行细胞癌Ⅰ级，典型乳头状结构，细胞层次多，但极性无明显紊乱；移行细胞癌Ⅱ级，乳头状，细胞层次增多，极性消失，细胞异型性较明显；移行细胞癌Ⅲ级，极性消失，异型性明显，瘤巨细胞较多。

B. 临床病理联系：无痛性血尿为最常见的症状。

 任务五：课后测试，检验提高

A1 型题

1. 肾小球肾炎的主要发病机制是（　　　）

A. 抗原 – 抗体复合物的形成　　　　　B. 病原微生物直接感染

C. 激素分泌紊乱引起　　　　　　　　D. 肾间质炎症累及肾小球

E. 抗原沉积

2. 急性弥漫性增生性肾小球肾炎的主要病变是（　　　）

A. 毛细血管的纤维素样坏死　　　　　B. 毛细血管内皮细胞和系膜细胞增生

C. 毛细血管血栓形成　　　　　　　　D. 毛细血管基底膜增生

E. 抗原 – 抗体复合物沉积

3. 下列哪一项不是急性弥漫性增生性肾小球肾炎的尿液改变（　　　）

A. 血尿　　　　　　　B. 少尿或无尿　　　　　　　C. 蛋白尿

D. 脓尿　　　　　　　E. 管型尿

4. 急性弥漫性增生性肾小球肾炎水肿发生的主要原因是（　　　）

A. 淋巴回流受阻　　　B. 低蛋白血症　　　　　　　C. 水钠潴留

D. 毛细血管血压升高　E. 血浆胶体渗透压降低

5. 下列哪一项不是急性弥漫性增生性肾小球肾炎的病理变化（　　　）

A. 肾小管内出现管型　　　　　　　　B. 毛细血管内皮细胞和系膜细胞增生

C. 肾小球基底膜增生　　　　　　　　D. 肾间质充血、水肿

E. 肾间质炎症细胞浸润

6. 急性弥漫性增生性肾小球肾炎血压升高的主要原因是（　　　）

A. 肾动脉痉挛收缩　　　　　　　　　B. 儿茶酚胺分泌增加

C. 血流重新分配　　　　　　　　　　D. 肾小球滤过率下降，钠水潴留

E. 肾小管重吸收增加

7. 急性弥漫性增生性肾小球肾炎尿的改变是（　　）

A. 蛋白尿、血尿　　　　　　B. 脓尿、菌尿　　　　　　C. 低比重尿

D. 血红蛋白尿　　　　　　　E. 尿频、尿急、尿痛

8. 急性弥漫性增生性肾小球肾炎增生的主要细胞是（　　）

A. 肾小球毛细血管内皮细胞　　　　B. 淋巴细胞

C. 中性粒细胞　　　　　　　　　　D. 浆细胞

E. 以上都是

9. 下列哪一项不符合急性弥漫性增生性肾小球肾炎的临床表现（　　）

A. 夜尿、多尿　　　　　　　B. 水肿　　　　　　　　　C. 高血压

D. 血尿、蛋白尿、管型尿　　E. 少尿

10. 肾病综合征引起全身水肿的主要原因是（　　）

A. 淋巴回流受阻　　　　　　B. 低蛋白血症　　　　　　C. 水钠潴留

D. 毛细血管血压升高　　　　E. 高脂血症

11. 慢性肾小球肾炎的肾脏大体的特点是（　　）

A. 大红肾　　　　　　　　　B. 颗粒性固缩肾　　　　　C. 多囊肾

D. 大白肾　　　　　　　　　E. 蚤咬肾

12. 下列哪一项不是慢性肾小球肾炎的主要镜下改变（　　）

A. 有大量中性粒细胞浸润　　　　　B. 部分肾小球及肾小管肥大扩张

C. 部分肾小管萎缩消失　　　　　　D. 病变肾小球相互集中

E. 肉眼呈颗粒性固缩肾

13. 肾活检切片见肾小球毛细血管内皮细胞和系膜细胞增生，诊断是（　　）

A. 急性弥漫性增生性肾小球肾炎　　B. 快速进行性肾小球肾炎

C. 膜性肾小球肾炎　　　　　　　　D. 慢性肾小球肾炎

E. 新月体性肾炎

14. 下列哪一项不符合弥漫性硬化性肾小球肾炎的临床表现（　　）

A. 持续高血压　　　　　　　　　　B. 进行性贫血

C. 明显的血尿、蛋白尿、管型尿　　D. 非蛋白氮升高

E. 出现夜尿、低比重尿

病变辨识题

1. 图 8-11 为新月体性肾小球肾炎的镜下结构，图中在箭头所指的结构及其主要成分为_____。

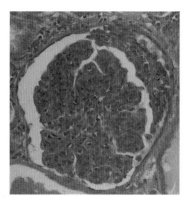

图 8-11 新月体型肾小球肾炎

A.新月体，内皮细胞和系膜细胞　　　　B.环状体，内皮细胞和系膜细胞

C.新月体，壁层上皮细胞和单核细胞　　D.新月体，脏层上皮细胞和单核细胞

E.环状体，脏层上皮细胞和单核细胞

2.图 8-12 为慢性肾小球肾炎（硬化性）镜下观，其中 A、B 两处的病变分别为_____。

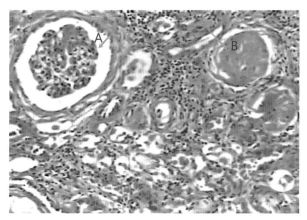

图 8-12　慢性肾小球肾炎（硬化性）镜下观

A.玻璃样变性的肾小球，纤维化的肾小球

B.肥大的肾小球，玻璃样变性的肾小球

C.肥大的肾小球，扩张的肾小管

D.肥大的肾小球，萎缩的肾小管

E.正常的肾小球，萎缩的肾小管

任务五
扫码看答案

（张秀芝）

项目九 传染病及寄生虫病

学习目标

1.知识目标

（1）掌握：结核病的基本病理变化及其转归；原发性肺结核及继发性肺结核各类型病变特点；伤寒、细菌性痢疾、流行性脑脊髓膜炎、流行性乙型脑炎、常见性传播疾病的病理变化及临床病理联系。

（2）熟悉：肺外器官结核的病变特点及其后果，肠阿米巴病的病变特点及其后果。

2.能力目标

（1）能够辨识常见传染病及寄生虫病肉眼及镜下病变特点。

（2）能够根据疾病的病理变化去分析解释疾病的临床表现。

3.素质目标

（1）培养学生实事求是的科学精神。

（2）培养学生对常见传染病的健康宣教及防护意识。

（3）培养学生医者仁心，把人民的生命安全和身体健康放在首位的责任心和职业道德。

任务一：课前诊断

复习与本章实验课程密切相关的解剖学、组织学、生理学及病理学等理论课知识。自我诊断相关知识的储备情况，明确学习目标，增强学习动力，提高实验课堂学习效果。

1.图 9-1 为Ⅳ型超敏反应发生机制示意图。关于Ⅳ型超敏反应下列说法错误的是（　　）

A.无明显个体差异

B.发生慢

C.与抗体、补体有关

D.与效应 T 细胞和吞噬细胞及其产生的细胞因子和细胞毒性介质有关

E.在抗感染免疫清除抗原的同时损伤组织

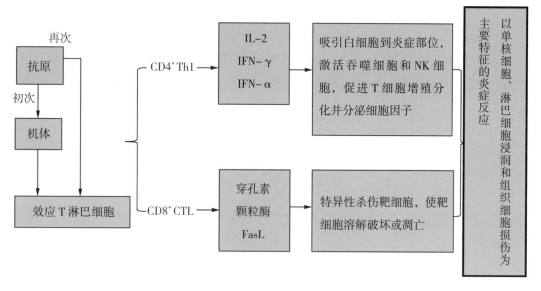

图 9-1 Ⅳ型超敏反应发生机制

2. 图 9-2 为回肠形态图。在小肠固有层中具有重要防御作用的是（　　　）

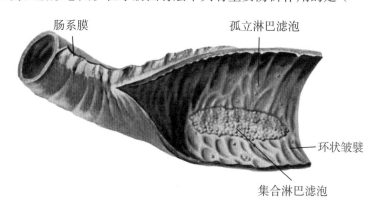

图 9-2 回肠形态

A. 微绒毛　　　　　　　　　　　　B. 孤立淋巴滤泡和集合淋巴滤泡

C. 肠壁平滑肌　　　　　　　　　　D. 外膜

E. 黏膜环状皱襞

3. 图 9-3 为大肠形态图。_____是大小肠的连接处，有丰富的淋巴组织；是多种肠道病变的好发部位。

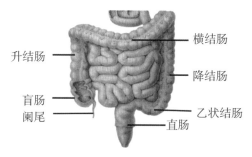

图 9-3 大肠形态

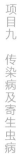

A. 回盲部　　　　　　　B. 升结肠　　　　　　　　C. 横结肠

D. 降结肠　　　　　　　E. 乙状结肠和直肠

4. 图 9-4 为脑膜结构示意图。脑膜从外向内依次为_____。

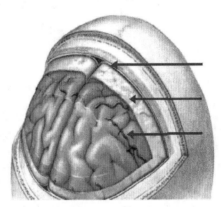

图 9-4　脑膜结构

A. 蛛网膜、硬膜、软膜　　　　　　　B. 硬膜、蛛网膜、软膜

C. 软膜、蛛网膜、硬膜　　　　　　　D. 硬膜、软膜、蛛网膜

E. 软膜、硬膜、蛛网膜

5. 图 9-5 是神经组织结构示意图。神经组织是由_____和_____构成的，_____是神经组织的结构和功能单位，_____只对神经元起支持、营养、绝缘和保护等作用。

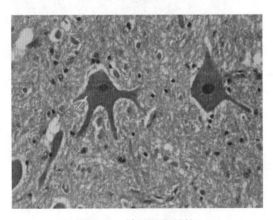

图 9-5　神经组织结构

A. 神经元，神经膜细胞，神经元，神经膜细胞

B. 突触，小胶质细胞，突触，小胶质细胞

C. 神经细胞，神经胶质细胞，神经细胞，神经胶质细胞

D. 神经纤维，神经膜细胞，神经纤维，神经膜细胞

E. 神经细胞，星形胶质细胞，神经细胞，星形胶质细胞

任务一
扫码看答案

一、实验材料

1. **大体标本** Ⅸ-1 急性粟粒性肺结核；Ⅸ-2 脾粟粒性结核；Ⅸ-3 慢性粟粒性肺结核伴急性空洞形成；Ⅸ-4 慢性纤维空洞型肺结核；Ⅸ-5 干酪样肺炎；Ⅸ-6 结核球；Ⅸ-7 结核性脑膜炎；Ⅸ-8 肾结核；Ⅸ-9 肠结核；Ⅸ-10 细菌性痢疾；Ⅸ-11 肠阿米巴病 A；Ⅸ-12 肠阿米巴病 B。

2. **组织切片** 传 1 急性粟粒性肺结核；传 2 慢性纤维空洞型肺结核；传 3 流行性乙型脑炎；传 4 伤寒；传 5 流行性脑脊髓膜炎。

二、实验内容

（一）大体标本观察

1. Ⅸ-1 急性粟粒性肺结核 肺表面及切面可见大量散在、分布均匀的灰黄色粟粒状结节，稍隆起，境界清楚，大小较一致（图 9-6）。

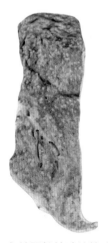

图 9-6 急性粟粒性肺结核（大体）

 课程思政

世界卫生组织的流行病学数据显示，世界人口约 1/3 感染过结核菌，每年新发病例 900~1 000 万人，150~300 万人死于结核病，结核病仍然是头号传染病杀手。世界卫生组织将每年 3 月 24 日作为世界防治结核病日。

我国属结核病流行严重的国家之一，结核病患病人数全球第二，仅次于印度。

世界卫生组织结核病和艾滋病防治亲善大使彭丽媛表示，近年来，在世界卫生组织的积极推动和国际社会的共同努力下，全球结核病防治工作取得了显著成果。中国政府高度重视结核病防治，将这项工作纳入"健康中国"战略，设立专项经费，免费为患者提供检查服务和治疗药品，结核病患者治愈率保持在90%以上。新冠肺炎疫情发生以来，中国政府和社会各界积极采取行动，关心关爱结核病患者，确保其治疗不因疫情中断。

2022年3月24日是第27个世界防治结核病日，宣传活动主题是：生命至上，全民行动，共享健康，终结结核。

2. IX-2 脾粟粒性结核 部分脾脏组织，脾切面可见弥漫分布的境界清楚的灰白色结节状病灶，粟粒大小、形态相似，常为全身粟粒性结核的一部分（图9-7）。

3. IX-3 慢性粟粒性肺结核伴急性空洞形成 部分肺脏组织，切面可见多个大小不等的灰白色病灶，小的粟粒状，大的似花生米大，部分病灶已彼此融合，病灶中央液化坏死，形成边缘不齐、形态不规则的薄壁空洞，即急性空洞。

4. IX-4 慢性纤维空洞型肺结核 部分肺组织，上部可见 3cm×3.5cm 大小的椭圆形空洞，壁厚；空洞内附有干酪样坏死物，为慢性空洞；空洞附近肺组织纤维化，胸膜增厚；空洞下方肺组织内有新旧不等的干酪样坏死灶及大量纤维组织增生（图9-8）。

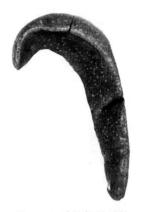
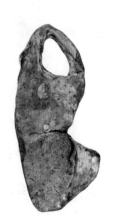
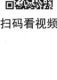

扫码看视频

图 9-7　脾粟粒性结核　　图 9-8　慢性纤维空洞型肺结核（大体）

5. IX-5 干酪性肺炎 标本为一肺叶，肺上叶实变，弥漫密集分布的灰黄色干酪样坏死病灶，干酪性肺炎病情凶险，又称"奔马痨"（图9-9）。

6. IX-6 结核球 手术切除的部分肺叶，切面上可见一个圆形的干酪样坏死病灶，直径约3cm，病灶与周围肺组织分界清，病灶呈分层结构，有灰白色中等厚度的纤维组织包绕，形似洋葱皮样，中间的干酪样坏死有部分液化（图9-10）。

扫码看视频

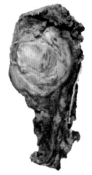

扫码看视频

图 9-9　干酪性肺炎　　图 9-10　结核球

7. **Ⅸ-7 结核性脑膜炎**　脑底及颞叶等处软脑膜表面有灰白色混浊脓性渗出物，脑膜似毛玻璃样且略增厚，软脑膜表面尚可见数个粟粒样大小的灰白色结节。大脑表面血管扩张、充血，脑沟变浅，脑回变宽（图 9-11）。

8. **Ⅸ-8 肾结核**　手术切除的肾脏。可见肾脏体积增大，黏膜粘连，不易剥离。切面、表面均可见大小不等的结核病灶；肾一极尚可见结核性空洞形成，空洞内干酪样坏死物已排出，空洞周围肾实质受压，皮、髓质分界不清（图 9-12）。

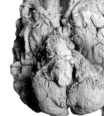
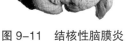

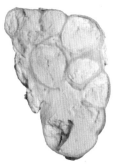

图 9-11　结核性脑膜炎　　图 9-12　肾结核

9. **Ⅸ-9 肠结核**　手术切除的回盲部。局部肠壁高度增厚，肠腔高度狭窄，增厚的肠壁内可见粟粒大小的结核结节（图 9-13）。

10. **Ⅸ-10 细菌性痢疾**　结肠黏膜表面有一层灰黄色或灰白色的膜状物覆盖，并有小片的脱落，形成多数浅表的溃疡，肠壁充血水肿增厚（图 9-14）。

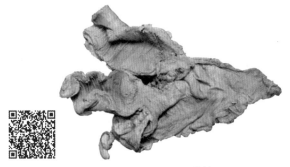

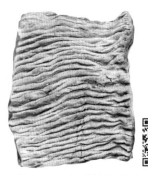

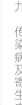

图 9-13　肠结核　　图 9-14　细菌性痢疾

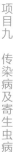

11. **Ⅸ-11 肠阿米巴病 A** 此为结肠一段。散在病灶略凸起于黏膜表面，中央有小溃疡，周围有充血出血；切面见溃疡呈口小底大的烧瓶状，病灶间的黏膜相对正常（图9-15）。

12. **Ⅸ-12 肠阿米巴病 B** 此为盲肠一段。肠壁明显增厚，黏膜皱襞消失，有息肉形成，溃疡较少见（图9-16）。

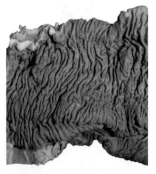

图 9-15　肠阿米巴病 A　　　图 9-16　肠阿米巴病 B

（二）切片标本观察

1. **传1 急性粟粒性肺结核** 肺组织中可见许多大小相似的结节状病灶，病灶常由几个结核结节组成。结核结节的中央可见干酪样坏死及朗格汉斯巨细胞，周围是类上皮细胞，再向外可见淋巴细胞及成纤维细胞（图9-17）。

2. **传2 慢性纤维空洞型肺结核** 切片为肺组织结核性厚壁空洞的一角，可见空洞壁内层为干酪样坏死物；中层为结核性肉芽组织，由毛细血管、成纤维细胞、类上皮细胞以及各种炎症细胞组成，偶见不典型朗格汉斯巨细胞；外层为增生的纤维结缔组织。空洞外周的肺组织受压，呈不张状态，并伴有大量炎症细胞浸润，其余肺组织可见结核病灶及广泛纤维化（图9-18）。

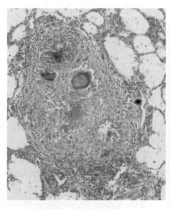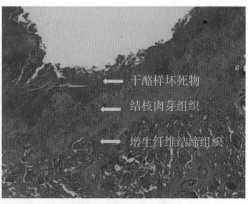

干酪样坏死物

结核肉芽组织

增生纤维结缔组织

图 9-17　急性粟粒性肺结核（切片）　　图 9-18　慢性纤维空洞型肺结核（切片）

3. **传3 流行性乙型脑炎** 脑灰质及白质交界处有多个筛状软化灶（图9-19A），软化灶内神经组织溶解消失，有的软化灶中可见扩张的小血管及细胞核碎片；脑血管扩张，血管周围间隙扩大，有的血管周围有淋巴细胞及单核细胞围绕，称为血管淋巴套（图 9-19B）；神经胶质细胞轻度弥漫增生。

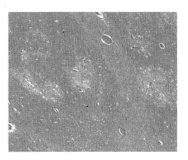 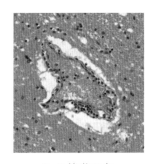

A. 筛状软化灶　　　　　　　B. 血管淋巴套

图 9-19　流行性乙型脑炎

4. 传 4 伤寒　切片取自回肠肿胀的淋巴滤泡，黏膜及黏膜下层的淋巴组织中有大量巨噬细胞增生，此种细胞体积大，胞质丰富，核圆形或肾形，胞质内可见吞噬红细胞或其他细胞碎片，即所谓伤寒细胞；部分肠黏膜坏死，脱落形成溃疡；肠壁各层均有出血、水肿、少量淋巴细胞和巨噬细胞浸润（图 9-20）。

5. 传 5 流行性脑脊髓膜炎　蛛网膜下隙高度扩张，充满炎性渗出物，以中性粒细胞为主，尚有纤维蛋白和少量淋巴细胞，单核细胞浸润；软脑膜血管高度扩张、充血（图 9-21）。

扫码看视频

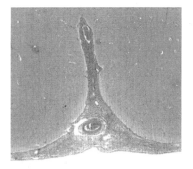

图 9-20　伤寒　　　　　图 9-21　流行性脑脊髓膜炎

 任务三：课后拓展

患儿，女，8 岁。近 1 个月来出现低热、食欲下降，阵发性咳嗽，无痰，常有盗汗。自行服用感冒药，未见明显好转，遂到医院就诊。血常规显示白细胞计数增高、血沉加快；结核菌素试验阳性；X 线检查显示肺门哑铃状阴影。

完成以下工作任务：

（1）患儿的临床诊断可能是什么？描述诊断依据。

（2）原发性肺结核的病变特征是什么？

1.结核病 是由结核杆菌引起的一种慢性传染病。可经呼吸道、消化道和破损的皮肤、黏膜传播，呼吸道传播是最常见和最重要的途径。可发生于全身各个器官，以肺部最为常见。

2.结核病的基本病理变化

（1）以渗出为主的病变：主要见于结核病炎症的早期或机体抵抗力弱、细菌数量多、毒力强以及变态反应强烈时。渗出物主要为浆液和纤维素，此型病变好发于肺、浆膜、滑膜和脑膜等。

（2）以增生为主的病变：当细菌数量少、毒力弱或机体免疫力较强时以增生为主，形成具有诊断价值的结核结节。结核结节是指在结核病时，由上皮样细胞、朗格汉斯巨细胞以及外周致敏的T淋巴细胞和少量反应性增生的成纤维细胞聚集形成的结节状结核性肉芽肿。

（3）以坏死为主的病变：当细菌量多、毒力强，机体抵抗力低下或变态反应强烈时，出现以坏死为主的病变，形成干酪样坏死。

3.结核病基本病变的转化规律

（1）转向愈合：①吸收消散；②纤维化、纤维包裹及钙化。

（2）转向恶化：①浸润进展；②液化播散。

4.原发性肺结核 机体第一次感染结核杆菌所引起的肺结核称为原发性肺结核，多见于儿童，又称儿童型肺结核。病变特点是形成肺原发综合征（由肺的原发病灶、淋巴管炎和肺门淋巴结结核组成）。

5.原发性肺结核的转归

（1）痊愈。

（2）恶化：①淋巴道播散；②血道播散；③支气管播散。以淋巴道和血道播散多见，支气管播散少见。

6.继发性肺结核 再次感染结核杆菌所引起的肺结核病，多见于成人，病程长，易反复。继发性肺结核的主要类型有以下几种。

（1）局灶性肺结核：属于非活动性结核病。少数患者在抵抗力下降时，可发展为浸润性肺结核。

（2）浸润性肺结核：是临床中最常见的一种类型。本型属于活动性肺结核，可形成急性空洞。

（3）慢性纤维空洞型肺结核：其病变特点如下。①肺内有一个或多个厚壁空洞；②同侧或对侧肺组织可见很多新旧不一、大小不等、类型不同的病灶，越往下病灶越新鲜；③晚期肺组织破坏严重，广泛纤维化，严重影响肺功能，并可导致肺源性心脏病。

（4）干酪性肺炎：在免疫力极度低下或变态反应过于强烈的情况下由浸润性肺结核恶化而来，或由急、慢性空洞内的细菌经支气管播散所致。此型病情危重，常可危及生命，目前已十分少见。

（5）结核球：球形的干酪样坏死灶由纤维组织包裹，直径在2cm以上，称为结核球，又名结核瘤。

（6）结核性胸膜炎。

7. 肠结核　好发部位是回盲部，类型有溃疡型（典型的溃疡多呈带状，与肠的纵轴垂直，边缘参差不齐，底部较浅，为干酪样坏死物，其下为结核性肉芽组织。愈合时常因瘢痕收缩而致肠管狭窄）和增生型。

8. 骨结核　多见于椎骨、指骨及长骨骨骺等处。分干酪样坏死型（病变局部干酪样坏死物和死骨形成，且常累及周围软组织发生干酪样坏死，坏死物液化后在骨旁形成结核性脓肿，因局部无红、热、痛，故称"冷脓肿"）和增生型。

9. 伤寒　病变特征是全身单核巨噬细胞系统增生，典型病变是形成伤寒小结。伤寒细胞的胞质内含有被吞噬的伤寒杆菌、红细胞、淋巴细胞及一些坏死组织碎屑，这种细胞是本病的特征性病变，故称"伤寒细胞"。若伤寒细胞聚集成团，则称为伤寒肉芽肿或伤寒小结，具有病理诊断价值。肠道病变分四期：①髓样肿胀期；②坏死期；③溃疡期（其长轴与肠的长轴平行，较深）；④愈合期。并发症为肠出血、肠穿孔和支气管肺炎。

10. 细菌性痢疾　病变主要在乙状结肠和直肠，病变特点为纤维素性炎。

11. 肾综合征出血热　由汉坦病毒引起的出血性炎症，基本病变是全身小血管损伤，并可导致多脏器的损伤，最严重的后果是休克、出血、急性肾衰竭。

12. 钩端螺旋体病　由钩端螺旋体引起的急性出血性炎症，病理变化属于急性全身中毒性损害，主要累及毛细血管，引起不同程度的循环障碍和出血；同时造成多个实质脏器损伤和功能障碍，主要累及肺、肝、肾、心、横纹肌及神经系统。炎症反应一般较轻。

13. 流行性脑脊髓膜炎　由脑膜炎双球菌引起，呼吸道传播的急性化脓性脑脊髓膜炎可分为普通型和暴发型。普通型包括上呼吸道感染期、败血症期和脑脊髓膜炎期。

14. 流行性乙型脑炎　由乙型脑炎病毒感染所引起的急性传染病。属变质性炎症。基本病理变化为神经细胞变性、坏死，软化灶形成，胶质细胞增生。多于夏、秋季流行，传染源主要为家禽、家畜，蚊类为传播媒介。

（1）袖套状浸润：血管周围环状出血，并有淋巴细胞和单核细胞浸润，可形成"袖套状浸润"。

（2）神经细胞卫星现象：在变性、坏死的神经细胞周围，常有增生的少突胶质细胞围绕，称为神经细胞卫星现象。

（3）噬神经细胞现象：小胶质细胞、中性粒细胞侵入神经细胞内，称为噬神经细胞现象。

（4）筛状软化灶：局灶性神经组织坏死或液化，形成染色较浅、质地疏松、边界清楚的筛网状病灶，称为筛状软化灶。

（5）胶质细胞结节：小胶质细胞明显增生，呈弥漫性或灶性，分别存在于血管旁或坏死崩解的神经细胞附近，形成小胶质细胞结节。

任务五：课后测试，检验提高

A1 型题

1. 结核杆菌的主要传染途径是（　　　）

A. 呼吸道　　　　　　　　　B. 消化道　　　　　　　　　C. 血道

D. 淋巴道　　　　　　　　　E. 自然管道

2. 结核结节中不存在下列哪一种细胞（　　　）

A. 淋巴细胞　　　　　　　　B. 上皮样细胞　　　　　　　C. 成纤维细胞

D. 异物巨细胞　　　　　　　E. 朗格汉斯巨细胞

3. 临床最常见的继发性肺结核病是（　　　）

A. 局灶性肺结核　　　　　　B. 浸润性肺结核　　　　　　C. 干酪样肺炎

D. 结核球　　　　　　　　　E. 纤维空洞性肺结核

4. 继发性肺结核病的结核杆菌主要来源于（　　　）

A. 消化道感染　　　　　　　B. 呼吸道感染　　　　　　　C. 皮肤感染

D. 内源性再感染　　　　　　E. 自然管道

5. 肺结核病分为原发性和继发性的主要依据是（　　　　）

A. 发病年龄不同

B. 病情严重程度不同

C. 感染结核杆菌的类型不同

D. 机体初次和再次感染结核杆菌的反应不同

E. 病程的长短不同

6. 结核肉芽肿内数量最多的细胞是（　　　）

A. 朗格汉斯巨细胞　　　　　B. 类上皮细胞　　　　　　　C. 淋巴细胞

D. 成纤维细胞　　　　　　　E. 纤维细胞

7. 结核病的基本病变中，具有诊断意义的病变是（　　　）

A. 浆液渗出　　　　　　　　　　　　B. 纤维素渗出

C. 结核结节和干酪样坏死　　　　　　D. 淋巴细胞浸润

E. 单核细胞浸润

8. 原发性肺结核病 X 线检查出现哑铃状阴影病理变化的是（　　　）

A. 肺原发综合征　　　　　　B. 结核性淋巴管炎　　　　　C. 肺门淋巴结结核

D. 干酪性肺炎 E. 肺原发病灶

9. 伤寒常有的合并症是（　　　）

A. 肠梗阻 B. 肠扭转 C. 肠疝

D. 肠出血、穿孔 E. 绞肠痧

10. 下列哪一项不是伤寒肠道病变的分期（　　　）

A. 髓样肿胀期 B. 血肿期 C. 坏死期

D. 溃疡期 E. 愈合期

11. 伤寒时哪一段肠道病变最为常见（　　　）

A. 回肠下段集合和孤立淋巴小结的病变 B. 十二指肠下段的病变

C. 空肠上段的病变 D. 回盲部的病变

E. 回肠上段的病变

12. 下列关于伤寒的描述错误的是（　　　）

A. 伤寒肉芽肿可出现在肠道外 B. 病变以回肠下端淋巴组织最显著

C. 肠道病变可分为四期 D. 痊愈后免疫力不强，故常复发

E. 临床持续发热，相对缓脉

13. 伤寒杆菌的主要传染途径是（　　　）

A. 痰液 B. 消化道 C. 呼吸道

D. 皮肤接触 E. 血道

14. 痢疾是一种（　　　）

A. 化脓性炎 B. 出血性炎 C. 纤维素性炎

D. 增生性炎 E. 变质性炎

15. 细菌性痢疾的基本病理变化是（　　　）

A. 肠黏膜坏死 B. 炎性渗出 C. 糠皮状假膜

D. 肠髓样肿胀 E. 前三项都是

16. 下列哪一项不符合慢性细菌性痢疾的表现（　　　）

A. 病程超过两个月 B. 病变新旧并存

C. 有肉芽组织增生，肠壁常增厚、变硬 D. 一般不形成溃疡

E. 如溃疡愈合，可形成瘢痕

17. 急性细菌性痢疾粪便的特点是（　　　）

A. 水样便 B. 黏液脓血样便 C. 柏油样便

D. 果酱样便 E. 米汤样便

18. 慢性菌痢突然出现高热、腹痛加重、大量脓血便及里急后重，最可能是（　　　）

A. 发生中毒性细菌性痢疾 B. 慢性细菌性痢疾急性发作

C. 合并肠穿孔 D. 合并伤寒

E. 合并肠梗阻

19. 流行性脑脊髓膜炎病变主要累及（　　　）

A. 软脑膜　　　　　　　　　B. 硬脑膜　　　　　　　　　C. 大脑皮质

D. 大脑灰质　　　　　　　　E. 以上都不对

20. 流行性脑脊髓膜炎的基本病变是（　　　）

A. 急性变质性炎　　　　　　B. 急性化脓性炎　　　　　　C. 急性纤维性炎

D. 急性浆液性炎　　　　　　E. 急性增生性炎

21. 下列哪项不是流行性脑脊髓膜炎的基本病理变化（　　　）

A. 蛛网膜血管高度扩张、充血

B. 蛛网膜下隙大量中性粒细胞及纤维蛋白

C. 蛛网膜下隙增宽

D. 神经细胞坏死

E. 神经细胞变性

22. 流行性脑脊髓膜炎患者的脑脊液中哪项指标明显增高，且有诊断意义（　　　）

A. 淋巴细胞　　　　　　　　B. 中性粒细胞　　　　　　　C. 单核细胞

D. 糖含量　　　　　　　　　E. 氯化物

23. 流行性脑脊髓膜炎患者出现颈项强直的病理基础是（　　　）

A. 颅内压升高　　　　　　　B. 脑神经受刺激　　　　　　C. 脊髓神经根受刺激

D. 锥体束受刺激　　　　　　E. 脑硬脊膜受刺激

24. 流行性乙型脑炎病变最轻微的部位是（　　　）

A. 脑桥　　　　　　　　　　B. 脊髓　　　　　　　　　　C. 基底核

D. 丘脑　　　　　　　　　　E. 延髓

25. 下列有关流行性乙型脑炎的叙述哪项错误（　　　）

A. 病原体为病毒　　　　　　B. 传播媒介是蚊子　　　　　C. 好发于成人

D. 属于变质性炎　　　　　　E. 可有脑膜刺激症状

26. 流行性乙型脑炎时，吞噬变性坏死神经元的细胞是（　　　）

A. 淋巴细胞　　　　　　　　B. 小胶质细胞　　　　　　　C. 浆细胞

D. 嗜酸性粒细胞　　　　　　E. 嗜碱性粒细胞

27. 下列哪项不是乙型脑炎的基本病理变化（　　　）

A. 淋巴血管套　　　　　　　　　　　B. 神经细胞变性坏死

C. 噬神经现象　　　　　　　　　　　D. 蛛网膜下隙有大量中性粒细胞

E. 小胶质细胞增生

28. 下列哪项不是乙型脑炎的临床特点（　　　）

A. 嗜睡　　　　　　　　　　B. 脑脊液中含大量脓细胞　　C. 昏迷

D. 呕吐　　　　　　　　　　E. 脑膜刺激症状

29. 流行性乙型脑炎的主要传播途径是（　　　）

A. 呼吸道传染   B. 消化道传染

C. 输血传染   D. 带病毒的蚊虫叮咬，病毒经皮肤入血

E. 苍蝇作为传播媒介

30. 淋病的病变性质是（　　　）

A. 变质性炎   B. 浆液性炎   C. 纤维素性炎

D. 化脓性炎   E. 出血性炎

31. 尖锐湿疣是由（　　　）引起，以表皮浅层出现（　　　）细胞为特征。

A. HPV，挖空   B. HIV，疣状   C. HBV，挖空

D. HCV，挖空   E. HIV，疣状

32. 梅毒的特征性病变是（　　　）

A. 树胶样肿   B. 闭塞性动脉内膜炎   C. 血管周围炎

D. 血管中毒性损坏   E. 梅毒皮疹

33. 艾滋病是由（　　　）感染引起的一种传染病。

A. HPV   B. HIV   C. HBV

D. HCV   E. HDV

34. HIV 主要攻击（　　　）淋巴细胞，导致机体免疫力严重低下。

A. $CD4^+$ B   B. $CD8^+$ T   C. $CD4^+$ T

D. $CD4^+$ B   E. $CD8^+$ B

病变辨识题

1. 图 9-23 为急性粟粒性肺结核镜下观，图中可见结核病的特征性病变_____，其内特征性的细胞是_____。

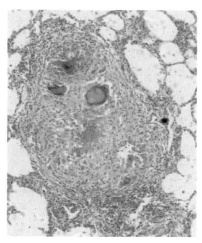

图 9-22　急性粟粒性肺结核镜下观

A. 结核结节，类上皮细胞   B. 结核结节，朗格汉斯巨细胞

C. 结核肉芽肿，成纤维细胞   D. 结核肉芽组织，巨噬细胞

E. 结核肉芽肿，淋巴细胞

2. 图 9-23 为肠伤寒镜下观，图中蓝色圆圈里是伤寒的特征性病变_____，绿色箭头指的是_____。

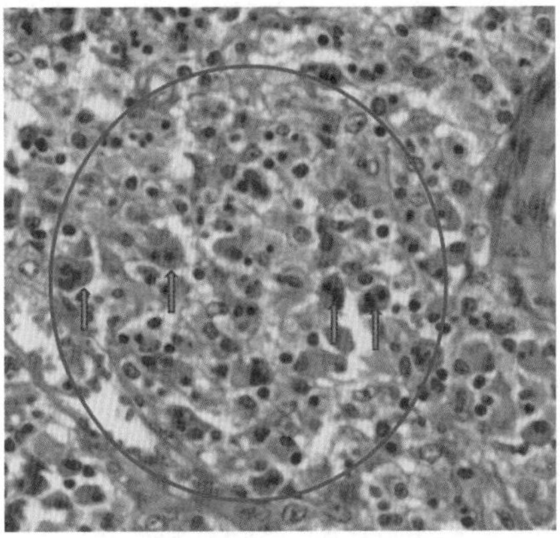

图 9-23　肠伤寒镜下观

A. 伤寒小结，成纤维细胞

B. 伤寒细胞，巨噬细胞

C. 伤寒肉芽肿，成纤维细胞

D. 伤寒肉芽肿，伤寒细胞

E. 伤寒肉芽组织，纤维细胞

任务五
扫码看答案

（薛玉仙）

项目十 生殖系统和乳腺疾病

 学习目标

1.知识目标

（1）掌握：宫颈癌、葡萄胎、绒毛膜癌、乳腺癌、卵巢囊腺瘤的大体形态特点；葡萄胎、绒毛膜癌、宫颈癌、乳腺癌的组织学形态特点。

（2）熟悉：常见卵巢肿瘤、子宫平滑肌瘤等疾病的病变特点。

（3）了解：阴茎癌的病变特点。

2.能力目标

（1）能够辨识常见的生殖系统和乳腺疾病肉眼及镜下病变特点。

（2）能够根据疾病的病理变化去分析解释疾病的临床表现。

3.素质目标

（1）培养学生实事求是的科学精神。

（2）培养学生对常见生殖系统和乳腺疾病的健康宣教意识。

（3）培养学生医者仁心，把人民的生命安全和身体健康放在首位的责任心和职业道德。

任务一：课前诊断

复习与本章实验课程密切相关的解剖学、组织学、生理学及病理学等理论课知识。自我诊断相关知识的储备情况，明确学习目标，增强学习动力，提高实验课堂学习效果。

1.图10-1是子宫的剖面图。子宫是孕育胚胎、胎儿和产生月经的肌性管道，分为（　　）、（　　）、（　　）三部分。其中炎症和肿瘤最好发的部位是（　　）。

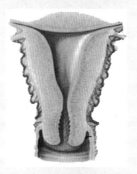

图 10-1　子宫剖面图

A. 子宫底，子宫体，子宫颈，子宫底　　　B. 子宫底，子宫体，子宫颈，子宫体

C. 子宫底，子宫体，子宫颈，子宫颈　　　D. 子宫底，子宫体，子宫颈，子宫角

2. 图 10-2 是子宫壁的组织学结构示意图。子宫壁由黏膜、肌层和外膜组成，其中子宫颈阴道部的黏膜上皮是（　　　　），子宫口处是（　　　　）和（　　　　）移行区，此处是（　　　　）好发部位。

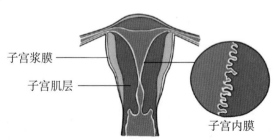

子宫浆膜

子宫肌层

子宫内膜

图 10-2　子宫壁组织学结构

A. 复层扁平上皮，单层柱状上皮，复层扁平上皮，宫颈癌

B. 单层柱状上皮，单层柱状上皮，复层扁平上皮，宫颈癌

C. 单层立方上皮，单层立方上皮，复层扁平上皮，宫颈癌

D. 移行上皮，移行上皮，复层扁平上皮，宫颈癌

3. 女性子宫口的形状与女性有无生产经历有关，未产妇的子宫口多为（　　　　），已产妇的子宫口多为（　　　　）

A. 椭圆形，三角形　　　　　　　　　　B. 椭圆形，横裂状

C. 圆形，三角形　　　　　　　　　　　D. 圆形，横裂状

4. 图 10-3 是乳腺的解剖学结构示意图。乳房是有皮肤特殊分化的器官，位于胸大肌和胸肌筋膜的表面，由皮肤、脂肪组织、纤维组织和乳腺构成。乳房与胸肌筋膜之的间隙称为（　　　　）；胸壁浅筋膜发出的许多纤维束，向深面连于胸肌筋膜，在浅层连于皮肤，对乳房起支持和固定作用，称为（　　　　）或（　　　　），若被癌组织侵犯，可使皮肤表面呈现（　　　　）。

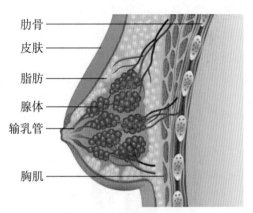

肋骨

皮肤

脂肪

腺体

输乳管

胸肌

图 10-3　乳腺解剖学结构

A. 乳房悬韧带，Cooper 韧带，乳房后间隙，酒窝征

B. 乳房后间隙，乳房悬韧带，Cooper 韧带，酒窝征

C. 乳房悬韧带，Cooper 韧带，乳房前间隙，酒窝征

D. 乳房前间隙，乳房悬韧带，Cooper 韧带，酒窝征

5. 乳腺被结缔组织分隔成 15~20 个乳腺叶，每叶也分为若干小叶，每个小叶属一个复管泡状腺，腺泡上皮为（　　）；导管包括小叶内导管、小叶间导管和总导管，小叶内导管管壁上皮多为（　　），小叶间导管管壁上皮为（　　），总导管又称输乳管，其管壁上皮多为（　　）。

A. 复层扁平上皮，单层柱状上皮，复层柱状上皮，复层扁平上皮

B. 单层柱状上皮，单层柱状上皮，复层扁平上皮，复层柱状上皮

C. 单层立方或柱状上皮，单层立方或柱状上皮，复层柱状上皮，复层扁平上皮

D. 单层立方或柱状上皮，单层立方或柱状上皮，复层扁平上皮，复层柱状上皮

6. 子宫内膜上皮的类型是（　　）

A. 单层扁平上皮　　　　　　　　　　B. 单层立方上皮

C. 单层柱状上皮，分泌细胞多　　　　D. 单层柱状上皮，纤毛细胞多

E. 假复层纤毛柱状上皮

7. 输卵管的管壁由（　　）

A. 上皮、固有层、黏膜肌层组成　　　　B. 黏膜、肌层、浆膜组成

C. 黏膜、肌层、纤维膜组成　　　　　　D. 黏膜、黏膜下层、浆膜组成

E. 黏膜、黏膜下层、肌层和纤维膜组成

8. 输卵管黏膜上皮为（　　）

A. 单层柱状上皮　　　　　　　　　　B. 单层立方上皮

C. 单层扁平或立方上皮　　　　　　　D. 假复层纤毛柱状上皮

E. 单层立方或柱状上皮

9. 关于子宫壁的结构特点，描述错误的是（　　）

A. 由内膜、肌层和外膜组成

B. 内膜不随月经周期变化

C. 肌层的结缔组织中富含未分化的间充质细胞

D. 外膜大部分为浆膜

E. 子宫内膜上皮由纤毛细胞和分泌细胞构成

10. 乳腺是乳房的最主要结构，其中乳腺不包含（　　）

A. 小叶内导管　　　　　　B. 总导管　　　　　　　C. 小叶间导管

D. 乳腺腺泡　　　　　　　E. 以上均不是

一、实验材料

1. **大体标本** X-1 宫颈鳞状细胞癌；X-2 恶性葡萄胎；X-3 绒毛膜上皮癌；X-4 乳腺癌；X-5 卵巢囊肿；X-6 子宫黏膜下平滑肌瘤；X-7 子宫内膜异位症；X-8 精原细胞瘤；X-9 慢性宫颈炎。

2. **组织切片** 生 1 子宫内膜增生症；生 2 宫颈鳞状细胞癌。

二、实验内容

（一）大体标本观察

1. **X-1 宫颈鳞状细胞癌** 宫颈癌好发于子宫口（鳞状上皮与柱状上皮交界处）。晚期宫颈癌表现为宫颈肥大，呈息肉状、乳头状或菜花状突出于宫颈表面，有的癌肿突出于宫颈表面和阴道部（外生型）；有的肿瘤只向宫颈深部浸润（内生型）。肿瘤组织呈灰白色，质脆，有出血、感染、坏死等，甚至形成溃疡（图 10-4）。

2. **X-2 恶性葡萄胎** 手术切除子宫。可见子宫体积增大，子宫腔内和子宫壁肌层内可见多少不等的水泡状物，伴出血、坏死（图 10-5）。

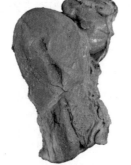
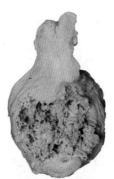

扫码看视频

图 10-4 宫颈鳞状细胞癌（大体）　　图 10-5 恶性葡萄胎

3. **X-3 绒毛膜上皮癌** 子宫体积不规则增大，宫腔扩张，宫壁增厚，子宫底或子宫体一侧表面或切面可见暗红色、质脆的凝血块样结节突出于宫腔。子宫壁肌层内也可见血肿样肿块（图 10-6）。

4. **X-4 乳腺癌** 肿块表面皮肤呈"橘皮"样或"酒窝"样外观，乳头凹陷，有时表面有溃烂。切面乳腺正常结构消失，癌肿灰白色、

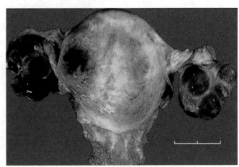

图 10-6 绒毛膜上皮癌

质硬，呈颗粒状，与周围乳腺组织境界不清，癌组织向周围纤维脂肪组织伸展而呈明显星状或蟹足状（图10-7）。

5. X-5 卵巢囊肿　肿块呈囊性，单房或多房，囊表面光滑，壁薄，囊内壁可有乳头，囊内含清亮浆液（浆液性囊腺瘤）或含白色半透明黏稠液体（黏液性囊腺瘤）（图10-8）。

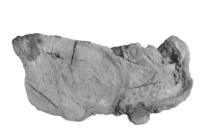
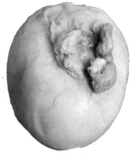

图 10-7　乳腺癌　　图 10-8　卵巢黏液性囊腺瘤（大体）

6. X-6 子宫黏膜下平滑肌瘤　手术切除子宫，黏膜下可见多个肿块，肿瘤大小不一，球形，质硬，与周围组织界线清楚。切面灰白色，呈编织状结构（图10-9）。

7. X-7 子宫内膜异位症　手术切除子宫。异位子宫内膜局限于肌层，使子宫不规则增生，酷似子宫肌瘤，切面可见增生的肌组织也似肌瘤，呈旋涡样结构，还可见散在紫褐色陈旧性出血斑点，且外周无被膜（图10-10），此种病症称子宫肌腺瘤；异位的内膜弥散于整个子宫肌壁，使子宫较均匀地增大，称子宫肌腺病。

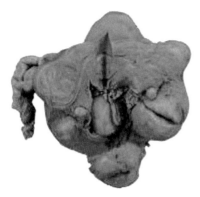
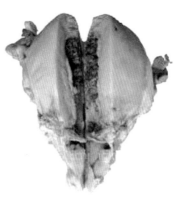

图 10-9　子宫黏膜下平滑肌瘤　　图 10-10　子宫内膜异位症

8. X-8 精原细胞瘤　手术切除睾丸。睾丸肿大，有时可达正常体积的10倍，少数病例睾丸大小正常。肿瘤体积大小不一，小者直径仅数毫米，大者直径可达十余厘米，通常直径为3~5cm。由于睾丸白膜比较韧厚，未被肿瘤破坏，故通常睾丸原来的轮廓尚保存。切面瘤组织呈淡黄或灰黄色，实体性，均匀一致如鱼肉，其中往往可见到不规则坏死区（图10-11）。

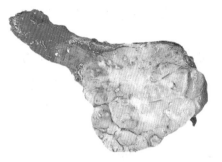
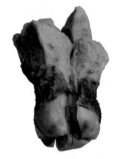

图 10-11 精原细胞瘤　　　　　　图 10-12　慢性宫颈炎

9. X-9 慢性宫颈炎　可见子宫口处的宫颈阴道部外观呈细颗粒状的红色区，称为宫颈糜烂。糜烂面边界与正常宫颈上皮界线清楚（图 10-12）。

（二）切片标本观察

1. 生1 子宫内膜增生症　增生的腺体呈管状，可见囊状扩张，可以见到小的上皮出芽。被覆上皮细胞假复层，细胞形态规则，核长形，非典型性（图 10-13）。

2. 生2 宫颈鳞状细胞癌　癌细胞呈巢状分布，与间质界线清楚。在高分化鳞癌的癌巢，细胞间可见到细胞间桥；癌巢中央可出现层状的红色角化物（角化珠或癌珠）。低分化鳞癌无角化珠形成，甚至也无细胞间桥；细胞异型性明显，并可见到较多的核分裂象（图 10-14）。

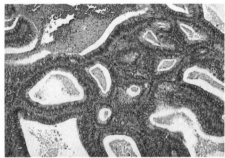
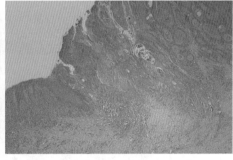

图 10-13　子宫内膜增生症　　　　　图 10-14　宫颈鳞状细胞癌（切片）

任务三：课后拓展

患者，女，48 岁，乳房包块 1 年。体检：双乳不对称，左侧外上象限明显隆起。皮肤表面呈橘皮样改变，乳头略向下凹陷。扪之发现一个直径 2.5cm 的包块，质地较硬，边界欠清楚，较固定。左侧腋窝可触及 2 个黄豆大的淋巴结。临床诊断：乳腺癌伴左腋下淋巴结转移。

手术中病理发现：肿瘤直径约 2cm，呈浸润性生长，状如蟹足，质灰白，有浅黄色小点。镜下：瘤细胞成巢状排列，与间质分界清楚。瘤细胞呈条索状，无腺腔形成。瘤细胞大小、形态不一，核深染，可见病理性核分裂象。

完成以下工作任务：

（1）本病的病理学诊断是什么？

（2）乳房皮肤的局部表现是怎样形成的？

（3）腋下淋巴结可能有何病变？

 任务四：重点知识归纳

一、子宫颈疾病

1. 慢性宫颈炎　分为宫颈糜烂、宫颈息肉、宫颈腺囊肿和宫颈肥大四种类型。其中宫颈糜烂是最常见的病理类型。

2. 宫颈上皮内瘤变和宫颈癌

（1）子宫颈上皮内瘤变：是子宫颈上皮非典型增生和原位癌的统称，属于癌前病变。病理分三级，即Ⅰ级（轻度）、Ⅱ级（中度）和Ⅲ级（重度）。

（2）子宫颈癌：是女性生殖系统最常见的恶性肿瘤，发病率仅次于乳腺癌。主要由人乳头瘤病毒（HPV）感染引起。

二、子宫体疾病

1. 子宫内膜异位症　指子宫内膜腺体和间质出现于子宫内膜以外的部位。80%发生于卵巢。如发生于卵巢，由于反复出血可形成内含咖啡色黏稠液体的囊肿，称为巧克力囊肿。如子宫内膜异位于子宫肌层中（距子宫内膜基底层2~3mm以上），称为子宫腺肌病。

2. 子宫内膜增生症　指子宫内膜腺体及间质的增生性病变。可能与内源性或外源性雌激素长期刺激有关。子宫内膜呈弥漫性增厚，镜下依据增生腺体与间质的比例、腺体的分化程度不同，分为单纯性增生、复杂性增生和异型增生三种类型。主要临床症状为月经不规则、经期延长和月经量增多。

3. 子宫内膜腺癌　一般认为与雌激素长期持续作用有关。大体分局限型和弥漫型两种。镜下根据腺体结构可分为三级：Ⅰ级（高分化腺癌）、Ⅱ级（中分化腺癌）和Ⅲ级（低分化腺癌），以Ⅰ级居多。

4. 子宫平滑肌瘤　是女性生殖器官中最常见的一种良性肿瘤，一般认为与雌激素水平增高有关。临床上可表现为月经过多及局部肿块等症状。

三、滋养层细胞疾病

1. 葡萄胎　病变特点：①绒毛因间质高度水肿而增大，并有水泡形成；②间质血管稀少或消失；③合体滋养层细胞或细胞滋养层细胞有不同程度的增生，大多两者混合并存，并具有一定的异型性。

2. 侵袭性葡萄胎 病变特点：水泡状绒毛侵入子宫肌层，并可转移至邻近或远处器官，滋养细胞增生及异型程度显著。

3. 绒毛膜癌 病变特点：①癌组织由分化不良的细胞滋养层细胞及合体滋养层细胞组成；②细胞排列紊乱，异型性明显，核分裂象易见；③癌组织无间质，依靠侵犯宿主血管获得营养，故常见广泛出血、坏死；④癌细胞不形成绒毛和水泡状结构。

四、卵巢上皮性肿瘤

1. 浆液性肿瘤 依分化程度分为良性、交界性和恶性三种。

浆液性囊腺瘤最常见，多为单房或多房囊性，囊内充满清亮的浆液。镜下囊壁被覆上皮与输卵管上皮相似，无病理性核分裂象。囊壁和乳头间质由含血管的纤维结缔组织构成，有时在间质内可见砂粒体。

浆液性交界性囊腺瘤形态介于良性和恶性肿瘤之间，呈潜在低度恶性。浆液性上皮细胞的非典型性比良性浆液性肿瘤明显，但无间质浸润。预后比较好，易复发。

浆液性囊腺癌是卵巢恶性肿瘤中最常见的类型，肿瘤由类似于输卵管上皮或重度非典型增生的上皮细胞组成。细胞异型性明显，核分裂多见，被膜和间质有浸润。

2. 黏液性肿瘤 与浆液性肿瘤相同，也分为良性、交界性和恶性三种。

黏液性囊腺瘤常为多房囊性，表面光滑，内含浓稠黏液。镜下见囊内壁被覆类似于宫颈或胃肠上皮的单层高柱状黏液性上皮，核位于基底部，细胞无异型性，间质为纤维结缔组织。

黏液性交界性囊腺瘤是卵巢潜在低度恶性上皮性肿瘤，瘤细胞为黏液性上皮细胞，异型性比良性者明显，但无明显的卵巢间质浸润。

黏液性囊腺癌与交界性黏液性肿瘤的区别在于有明显的卵巢间质浸润。

五、乳腺疾病

1. 乳腺增生症 又称乳腺腺病或乳腺结构不良，是最常见的乳腺疾病。一般认为是由于卵巢内分泌功能失调，使孕激素减少而雌激素分泌过多，长期刺激乳腺组织而导致乳腺腺体和（或）间质增生，形成乳腺肿块。包括以下疾病。

（1）乳腺纤维囊性变：以小叶末梢导管和腺泡高度扩张成囊为特征。可分为非增生型纤维囊性变和增生型纤维囊性变两种类型。大的囊肿含有半透明的混浊液体，外表面呈蓝色，故称作蓝顶囊肿。若囊肿伴有上皮异型增生，可演化为乳腺癌，视之为癌前病变。

（2）乳腺硬化性腺病：以乳腺纤维间质和腺体成分明显增生为特征，且纤维增生超过腺体增生。

（3）乳腺纤维腺瘤：是乳腺最常见的一种良性肿瘤，好发于乳腺的外上象限。镜下可见肿瘤由增生的纤维间质和腺上皮细胞构成，分管内型和管周型两种。

2. 乳腺癌　是来自乳腺终末导管小叶单元上皮的恶性肿瘤。在我国其发病率居女性恶性肿瘤的第一位，常发生于 40~60 岁的女性。可能与雌激素长期作用有关。

六、前列腺疾病

1. 前列腺增生症　是老年男性的常见病，可能与体内雄激素与雌激素的平衡失调有关；增生的前列腺由不同程度增生的腺体、平滑肌和纤维结缔组织组成，三种成分所占比例各不相同。临床患者最初出现尿频症状，继而为进行性排尿困难，甚至尿潴留及尿失禁。多需手术切除治疗。

2. 前列腺癌　是男性最常见的恶性肿瘤之一，可能与环境因素、生活方式、遗传因素相关，多数为分化较好的腺癌。扩散方式以淋巴道转移较常见。早期可无任何症状，进展期主要为膀胱颈部梗阻症状，晚期可出现转移灶症状。

 任务五：课后测试，检验提高

A1 型题

1. 前列腺增生症常发生在（　　　）
   A. 后叶　　　　　　　　　　B. 前叶　　　　　　　　　C. 内区
   D. 侧叶　　　　　　　　　　E. 整个前列腺

2. 诊断绒毛膜上皮癌最可靠的依据是（　　　）
   A. 可见绒毛，其上皮细胞异型性大　　　B. 浸润子宫肌层
   C. 常出血、坏死，形成暗红色结节　　　D. 常形成广泛转移
   E. 实质由异型增生的细胞滋养层细胞及合体滋养层细胞构成

3. 良、恶性葡萄胎的相同点在于（　　　）
   A. 可见胎盘绒毛组织　　　B. 明显的出血、坏死　　　C. 侵犯子宫肌层
   D. 发生阴道结节　　　　　E. 可有远隔脏器转移

4. 下列哪一项最能体现宫颈原位癌的特征（　　　）
   A. 发生于宫颈黏膜的上皮　　　　　B. 是一种早期癌
   C. 未发生转移　　　　　　　　　　D. 是一种基底细胞癌
   E. 上皮全层癌变，但未突破基底膜

5. 下列哪一项不是葡萄胎的镜下特点（　　　）
   A. 绒毛间质血管充血　　　　　　　B. 绒毛间质高度水肿
   C. 绒毛膜的滋养叶上皮细胞增生　　D. 绒毛间质血管消失
   E. 绒毛膜的滋养叶上皮细胞可出现不同程度的不典型增生

6. 宫颈癌最常发生于（　　　）
   A. 宫颈外口　　　　　　　　B. 宫颈内口　　　　　　　C. 宫颈前唇
   D. 宫颈后唇　　　　　　　　E. 宫颈管

7. 男性生殖系统结核病多见于（　　　）

A. 前列腺　　　　　　　　　B. 精囊腺　　　　　　　　C. 输精管

D. 附睾　　　　　　　　　　E. 睾丸

8. 下列哪项不是绒毛膜癌的特点（　　　）

A. 大多与妊娠有关，高发年龄为 20~30 岁

B. 瘤组织出血、坏死明显

C. 绒毛细小、间质少

D. 癌细胞异型性明显

E. 易从血道转移到肺、阴道等

9. 下列哪种肿瘤几乎无纤维、血管间质（　　　）

A. 骨肉瘤　　　　　　　　　B. 肝细胞癌　　　　　　　C. 恶性淋巴瘤

D. 绒毛膜癌　　　　　　　　E. 恶性黑色素瘤

10. 乳腺单纯癌是指（　　　）

A. 分化好的癌　　　　　　　B. 预后好的癌　　　　　　C. 恶性程度低的癌

D. 较晚发生转移的癌　　　　E. 分化较差的癌

11. 下列哪一种肿瘤属于恶性肿瘤（　　　）

A. 淋巴管瘤　　　　　　　　B. 皮样囊肿　　　　　　　C. 无性细胞瘤

D. 葡萄胎　　　　　　　　　E. 骨母细胞瘤

E. 肿瘤间质成分少

12. 乳腺癌最常发生的部位是（　　　）

A. 外上象限　　　　　　　　B. 内上象限　　　　　　　C. 外下象限

D. 内下象限　　　　　　　　E. 乳头部

13. 下列关于宫颈癌的描述哪项是错误的（　　　）

A. 宫颈癌是女性生殖系统中最常见的恶性肿瘤

B. 好发于宫颈管外口

C. 早期浸润癌一般肉眼不能判断，常误诊为宫颈糜烂

D. 宫颈原位癌累及腺体属早期浸润癌

E. 部分宫颈原位癌可长期不发生浸润，个别病例甚至可以自行消退

14. 女性生殖系统结核病多见于（　　　）

A. 子宫内膜　　　　　　　　B. 子宫颈　　　　　　　　C. 输卵管

D. 卵巢　　　　　　　　　　E. 阴道

15. 下列哪项不是乳腺癌的特征（　　　）

A. 好发于乳腺外上象限　　　　　　　B. 其发生可能与雌激素有关

C. 居女性生殖系统恶性肿瘤第一位　　D. 浸润性导管癌最常见

E. 多发于绝经前后

16. 绒毛膜癌最常转移到（　　　）

A. 阴道 　　　　　　　　　　 B. 肝 　　　　　　　　　　　　 C. 肾

D. 肺 　　　　　　　　　　　 E. 脑

17. 恶性葡萄胎与绒毛膜癌的主要区别是（　　　　）

A. 上皮高度增生有异型性 　　　　　　 B. 侵犯肌层和血管

C. 有葡萄状物 　　　　　　　　　　　 D. 有出血、坏死

E. 有阴道转移结节

任务五
扫码看答案

（吕丰收）

项目十一　内分泌系统疾病

学习目标

1. 知识目标

（1）掌握：非毒性甲状腺肿的分期及各期主要的病变特点；毒性甲状腺肿的病变特点及其临床病理联系；甲状腺腺瘤和甲状腺腺癌的形态特点及其组织学分类。

（2）熟悉：急性、亚急性、慢性甲状腺炎的病理变化。

2. 能力目标

（1）能够辨识常见的内分泌系统常见疾病肉眼及镜下病变特点。

（2）能够根据疾病的病理变化去分析解释疾病的临床表现。

3. 素质目标

（1）培养学生实事求是的科学精神。

（2）培养学生对常见内分泌系统疾病的健康宣教意识。

（3）培养学生医者仁心，把人民的生命安全和身体健康放在首位的责任心和职业道德。

任务一：课前诊断

复习与本章实验课程密切相关的解剖学、组织学、生理学及病理学等理论课知识。自我诊断相关知识的储备情况，明确学习目标，增强学习动力，提高实验课堂学习效果。

1. 图 11-1 是甲状腺解剖图。

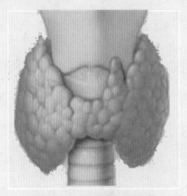

图 11-1　甲状腺解剖图

甲状腺是人体最大的内分泌腺，为红褐色腺体，呈"H"形，由左叶、右叶和中间的峡部组成，有时还有锥状叶。甲状腺分泌（　　　），提高神经兴奋性，促进生长发育。若小儿甲状腺功能低下，可导致（　　　）。

A. 甲状腺激素，侏儒症 　　　　　B. 甲状腺激素，呆小症

C. 促甲状腺激素，侏儒症 　　　　D. 促甲状腺激素，呆小症

2. 图 11-2 是甲状旁腺解剖图。

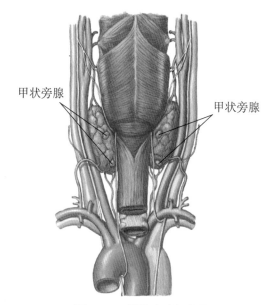

甲状旁腺　　　　　　　　　　　　甲状旁腺

图 11-2　甲状旁腺解剖图

甲状旁腺有上下两对，分别位于甲状腺左右两叶的背面，腺细胞分主细胞和嗜酸性粒细胞两种，其中主细胞分泌（　　　），与降钙素共同调节机体血钙水平的稳定。

A. 甲状腺激素 　　　　　　　　　B. 甲状旁腺激素

C. 促甲状腺激素 　　　　　　　　D. 促甲状旁腺激素

3. 图 11-3 是胰腺解剖图。

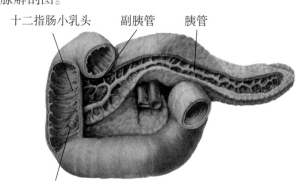

十二指肠小乳头　　　副胰管　　　胰管

十二指肠大乳头

图 11-3　胰腺解剖图

胰腺是人体第二大的消化腺，分胰头、胰体、胰颈、胰尾四部分，由外分泌部和内分泌部组成，外分泌部分泌（　　　），内含多种（　　　）；内分泌部即胰岛，主要分泌（　　　），调节血糖浓度。

A. 胰液，消化液，胰岛素   B. 胰酶，消化液，胰岛素

C. 胰酶，消化酶，胰岛素   D. 胰液，消化酶，胰岛素

4. 甲状腺实质由大量甲状腺滤泡组成。滤泡主要由滤泡上皮细胞围成，滤泡上皮细胞合成和分泌（　　　），即占 90% 的四碘甲腺原氨酸（T_4）和占 10% 的三碘甲腺原氨酸（T_3）。而滤泡旁细胞则位于甲状腺滤泡之间和滤泡上皮细胞之间，其可分泌（　　　）。

A. 促甲状腺激素，降钙素   B. 促甲状腺激素，升钙素

C. 甲状腺激素，降钙素   D. 甲状腺激素，升钙素

5. 人胰岛主要有 A、B、D、PP 四种细胞，其中 B 细胞是最主要的组成部分。A 细胞分泌（　　　），B 细胞分泌（　　　），D 细胞分泌（　　　），PP 细胞分泌（　　　）。

A. 胰高血糖素，胰岛素，生长抑素，胰多肽

B. 胰岛素，胰高血糖素，生长抑素，胰多肽

C. 胰高血糖素，胰岛素，胰多肽，生长抑素

D. 胰岛素，胰高血糖素，胰多肽，生长抑素

6. 下列哪项不属于内分泌腺（　　　）

A. 甲状腺   B. 甲状旁腺   C. 肾上腺

D. 脑垂体   E. 肠腺

7. 下列关于内分泌腺特点的描述中哪项错误（　　　）

A. 腺细胞排列成索、网、团状或滤泡   B. 腺细胞间有丰富的毛细血管

C. 毛细血管多为连续性毛细血管   D. 无导管

E. 分泌物激素直接入血

8. 下列关于甲状旁腺的描述中哪项错误（　　　）

A. 腺细胞分主细胞和嗜酸性细胞

B. 嗜酸性细胞与主细胞处于不同功能状态

C. 分泌的激素属于肽类激素

D. 分泌的激素参与血钙浓度调节

E. 嗜酸性细胞随年龄增长而减少

任务一
扫码看答案

9. 下列关于滤泡旁细胞分泌功能的描述中哪项错误（　　　）

A. 降低血钙   B. 增强破骨细胞的作用

C. 抑制小肠重吸收钙离子   D. 抑制肾小管重吸收钙离子

E. 与甲状旁腺共同维持血钙的平衡

10. 肢端肥大症是由垂体哪种细胞分泌过盛引起的（　　　）

A. 垂体细胞   B. 嗜酸性细胞   C. 嗜碱性细胞

D. 嫌色细胞   E. 以上都不是

一、实验材料

1.**大体标本** XI-1非毒性甲状腺肿（弥漫型）；XI-2非毒性甲状腺肿（结节型）；XI-3甲状腺腺瘤；XI-4甲状腺乳头状癌。

2.**组织切片** 内1结节性甲状腺肿；内2甲状腺乳头状癌。

二、实验内容

（一）大体标本观察

1.**XI-1非毒性甲状腺肿（弥漫型）** 甲状腺重度弥漫性肿大，表面光滑无结节，切面棕红色，半透明胶冻状（图11-4）。

2.**XI-2非毒性甲状腺肿（结节型）** 甲状腺肿大，表面多个大小不一的结节，边界清楚，无被膜或被膜不完整；切面常有出血、坏死和囊性变，可伴有钙化（图11-5）。

155

扫码看相关
内容视频

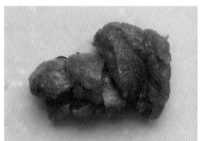

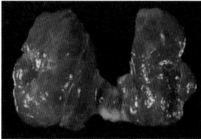

扫码看相关
内容视频

图11-4 非毒性甲状腺肿（弥漫型） 图11-5 非毒性甲状腺肿（结节型）

3.**XI-3甲状腺腺瘤** 肿瘤圆形或椭圆形，边界清楚，表面光滑，被膜完整；切面多实性，灰白或棕黄色，有出血、坏死、囊性变、纤维化和钙化等（图11-6）。

4.**XI-4甲状腺乳头状癌** 肿物直径4~5cm，无完整包膜，与周围组织界线不清，切面呈灰白色或灰棕色，粗颗粒状，质地较硬（图11-7）。

扫码看视频

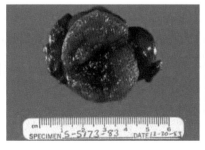

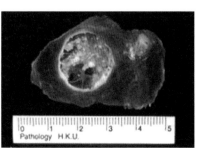

图11-6 甲状腺腺瘤 图11-7 甲状腺癌乳头状

（二）组织切片观察

1. **内 1 结节性甲状腺肿**　结节不规则，滤泡大小不一，结节周围无包膜或包膜不完整。切面可有出血、坏死、囊性变、钙化、瘢痕形成（图 11-8）。

2. **内 2 甲状腺乳头状癌**　癌细胞排列呈乳头状结构，核呈毛玻璃样，有核沟；间质纤维增生、玻璃样变性，有时可见砂粒体（图 11-9）。

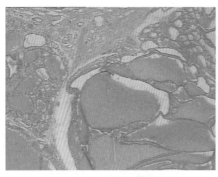
图 11-8　结节性甲状腺肿

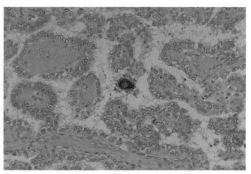
图 11-9　甲状腺乳头状癌

任务三：课后拓展

患者，男，69 岁，多饮、多食、多尿，消瘦，易感染，血糖升高多年，近期出现肾衰竭、失明。

完成以下工作任务：

（1）请做出疾病的病理诊断并说明依据。

（2）试述患者可能发生的胰岛、血管、肾脏、视网膜病变。

任务四：重点知识归纳

1. **甲状腺炎**　分为急性、亚急性和慢性三种。

急性甲状腺炎是由细菌感染引起的化脓性炎症，甚为少见。

亚急性甲状腺炎可能与病毒感染有关，部分滤泡破坏，胶质溢出，伴异物巨细胞反应形成肉芽肿，又称肉芽肿性甲状腺炎，数周到数月内能自行缓解消退。

慢性淋巴细胞性甲状腺炎又称为桥本甲状腺炎，属于自身免疫性疾病，甲状腺实质广泛破坏，滤泡萎缩，上皮嗜酸性变；间质大量淋巴细胞浸润，有淋巴滤泡形成。

2. **甲状腺肿**　包括弥漫性非毒性甲状腺肿与弥漫性毒性甲状腺肿。

弥漫性非毒性甲状腺肿与缺碘有关，病变发展过程分为增生期、胶质贮积期和结节期。甲状腺显著肿大时，压迫气管及喉返神经，引起呼吸困难和声音嘶哑，少数可癌变。

弥漫性毒性甲状腺肿又称为 Graves 病，指甲状腺肿大并伴有功能亢进。约有 1/3

患者伴有眼球突出，又称为突眼性甲状腺肿。滤泡上皮增生呈高柱状，可形成乳头突入腔内，滤泡腔周边可见吸收空泡，间质淋巴组织增生。患者出现怕热、多汗、心率加快、食欲亢进、消瘦无力、急躁、多虑、易激动、手震颤等临床表现。

3. **甲状腺癌**　分为乳头状癌、滤泡癌、髓样癌、未分化癌四种组织学类型。乳头状癌是最常见的类型，女性多见，恶性程度低，局部淋巴结转移早，癌细胞核透明或毛玻璃样，可见核沟；间质内常见同心圆状的钙化小体，即砂粒体，有助于诊断。滤泡癌较少见，早期易血道转移，预后差。髓样癌属于 APUD 瘤，间质内有淀粉样物质沉着。未分化癌恶性程度最高。

4. **糖尿病**　是由于体内胰岛素相对或绝对不足或靶细胞对胰岛素敏感性降低，或胰岛素本身存在结构上的缺陷而引起的糖、脂肪和蛋白质代谢紊乱的慢性代谢性疾病。主要特点是持续性高血糖、糖尿。临床常表现为多饮、多食、多尿和体重减轻，即"三多一少"。可分为胰岛素依赖型（1 型）和非胰岛素依赖型（2 型）。1 型多见于青少年，患者胰岛内 B 细胞明显减少，治疗依赖胰岛素。2 型又称成人型糖尿病，肥胖者多见，患者胰岛内 B 细胞无明显减少。

 任务五：课后测试，检验提高

A1 型题

1. 地方性甲状腺肿的病因主要是（　　　　）

A. 高氟　　　　　　　　　　B. 缺硅　　　　　　　　　　C. 缺硼

D. 缺碘　　　　　　　　　　E. 遗传

2. 关于弥漫性毒性甲状腺肿下列哪项错误（　　　　）

A. 属于系统性自身免疫病　　　　　　B. 甲状腺肿大

C. 甲状腺功能亢进　　　　　　　　　D. 眼球突出

E. 心脏肥大

3. 非毒性甲状腺肿时，甲状腺激素分泌及垂体分泌促甲状腺激素的变化分别是（　　　　）

A. 甲状腺激素分泌增多，促甲状腺激素减少

B. 甲状腺激素分泌减少，促甲状腺激素增多

C. 甲状腺激素分泌增多，促甲状腺激素增多

D. 甲状腺激素分泌减少，促甲状腺激素减少

E. 甲状腺激素分泌增多，促甲状腺激素不变

4. 有关毒性甲状腺肿的镜下改变，下列哪项错误（　　　　）

A. 滤泡上皮多呈高柱状　　　　　　　B. 上皮增生向腔内突出形成乳头

C. 胶质出现吸收空泡　　　　　　　　D. 间质血管丰富

E. 无淋巴细胞浸润

5.桥本甲状腺炎镜下见甲状腺组织内可有下列哪种细胞大量浸润（　　　）

A.嗜酸性粒细胞　　　　　B.单核细胞　　　　　　　　C.巨噬细胞

D.淋巴细胞　　　　　　　E.中性粒细胞

6.属于神经内分泌细胞起源的甲状腺肿瘤是（　　　）

A.乳头状癌　　　　　　　B.滤泡癌　　　　　　　　　C.嗜酸性细胞癌

D.未分化癌　　　　　　　E.髓样癌

7.甲状腺癌最常见的组织学类型是（　　　）

A.乳头状癌　　　　　　　B.髓样癌　　　　　　　　　C.滤泡癌

D.未分化癌　　　　　　　E.黏液腺癌

8.有关亚急性甲状腺炎，说法不正确的是（　　　）

A.与病毒感染有关　　　　B.常见于婴幼儿　　　　　　C.常伴发热

D.甲状腺疼痛　　　　　　E.形成肉芽肿

9.有关甲状腺腺瘤，说法不正确的是（　　　）

A.边界清楚　　　　　　　　　　　　　B.包膜完整

C.包膜内外病变一致　　　　　　　　　D.一般为单发

E.少数患者伴有甲状腺功能亢进

10.下列关于糖尿病的说法，哪一项是正确的（　　　）

A.1型糖尿病与肥胖有关　　　　　　　B.2型糖尿病与遗传有关

C.常伴有明显的动脉粥样硬化　　　　　D.病变不累及细动脉

E.肾脏一般不受累

任务五
扫码看答案

（吕丰收）